Infektiologisches Kolloquium 2

Infektiologisches Kolloquium 2

Der abwehrgeschwächte Patient

herausgegeben von
C. Krasemann und H. Brunner

mit Beiträgen von
B. Andersson, J. Björkander, H. Brunner, F. Clas, A. Fasth, R. van Furth, F. A. Gries, H. Hahn, L. A. Hanson, J. Klastersky, H. Kolb, P. C. J. Leijh, M. Loos, W. Opferkuch, C. Svanborg Edén

W DE G
Walter de Gruyter
Berlin · New York 1984

Priv. Doz. Dr. Christina Krasemann
Prof. Dr. H. Brunner
Bayer AG
Pharma Forschungszentrum
Institut für Chemotherapie
D-5600 Wuppertal 1

Das 2. Infektiologische Kolloquium fand statt am 6./7. Mai 1983 in der Akademie der Wissenschaften und der Literatur zu Mainz.

Das Buch enthält 27 Abbildungen und 29 Tabellen.

CIP-Kurztitelaufnahme der Deutschen Bibliothek

Der **abwehrgeschwächte Patient** / [d. 2. Infektiolog. Kolloquium fand statt am 6./7. Mai 1983 in d. Akad. d. Wiss. u. d. Literatur zu Mainz]. Hrsg. von C. Krasemann u. H. Brunner. Mit Beitr. von B. Andersson . . . – Berlin ; New York : de Gruyter, 1984.
(Infektiologisches Kolloquium ; 2)
ISBN 3-11-010047-9
NE: Krasemann, Christina [Hrsg.]; Andersson, Bengt [Mitverf.]; Infektiologisches Kolloquium <02, 1983, Mainz>; Infektiologisches Kolloquium: Infektiologisches Kolloquium

Satz und Druck: Buch und Offsetdruckerei Wagner GmbH, Nördlingen. – Bindung: Dieter Mikolai, Berlin. – Umschlagentwurf: Rudolf Hübler, Berlin.

Vorwort

Eine Schwäche der körpereigenen Abwehr gegenüber Infektionen stellt ein wichtiges praktisch-klinisches und theoretisches Problem dar, das für alle Bereiche der Medizin Bedeutung hat. Wir wissen heute, daß der Körper über ein sehr komplexes Abwehrsystem verfügt, das ihn befähigt, sowohl unspezifisch wie hochspezifisch, eingedrungenes Fremdmaterial, mit dem er ständig in Berührung kommt, über humorale und zelluläre Mechanismen zu inaktivieren. Störungen dieses Abwehrsystems können sich daher für den Makroorganismus sehr unangenehm bemerkbar machen und unter anderem zum tödlichen Ausgang von Infektionen mit Bakterien führen, deren Eindringen und Haften durch ein normales Immunsystem mühelos verhindert würde. Bei Infektionen z. B. durch Bakterien und Pilze, gegen die gut wirksame Chemotherapeutika zur Verfügung stehen, müssen daher in dem Dreiecksverhältnis von Patient (Abwehrleistung), Krankheitserreger (Pathogenitätsmechanismen) und Chemotherapeutika dann Probleme befürchtet werden, wenn eine Schwäche des Abwehrapparates vorliegt. Trotz guter *in vitro*-Empfindlichkeit des Krankheitserregers gegenüber dem Antibiotikum führt die Therapie der Infektion nämlich besonders bei abwehrgeschwächten Personen nicht immer zu dem erwarteten Erfolg. Dies zeigt die Bedeutung des Immunsystems auch unter der Behandlung mit wirksamen antimikrobiellen Chemotherapeutika.

Dem Ersten Infektiologischen Kolloquium des Instituts für Chemotherapie, das sich mit ausgewählten Krankheitserregern beschäftigt hat, folgte daher eine zweite Tagung mit dem Thema „Abwehrschwäche". Dabei konnte nur einigen wesentlichen Aspekten dieses umfangreichen und komplexen Gebietes sowohl von theoretisch-immunologischer als auch von praktisch-klinischer Seite Rechnung getragen werden. Als wesentliche Teilgebiete wurden zunächst die Bedeutung der Effektorsysteme, d. h. von Komplement und Phagozytose, herausgestellt. Einen weiteren Schwerpunkt bildeten die aktuellen Kenntnisse über die spezifische, lokale und die zelluläre Immunität. Aus dem umfangreichen Gebiet klinischer Aspekte der Abwehrschwäche konnten nur einige behandelt werden. Wegen ihrer besonderen klinischen Relevanz wurden daher Infektionen bei Diabetes mellitus und Gesichtspunkte zur Chemotherapie von Infektionen bei Patienten mit gestörter Granulozytenfunktion dargestellt.

Wie bei der vorherigen Tagung hat auch dieses Kolloquium interessierte Kliniker, Immunologen und Mikrobiologen zu einer stimulierenden Diskussion zusammengeführt, so daß wir glauben, mit der Publikation sowohl der Vorträge wie der Diskussionen einen Beitrag zum interdisziplinären Dialog leisten zu können. Die Tagung hat gezeigt, daß auf dem modernen Gebiet der Immunologie wichtige Fortschritte zur Überwindung von Infektionen erwartet werden können.

Prof. Dr. H. Brunner
Priv. Doz. Dr. C. Krasemann
Priv. Doz. Dr. H. Thomas
Institut für Chemotherapie
BAYER AG

Autorenverzeichnis

Dr. B. Andersson
Department of Clinical Immunology
University of Göteborg
S-416 85 Göteborg
Schweden

Dr. J. Björkander
Division of Allergology
Department of Medicine I
University of Göteborg
S-416 85 Göteborg
Schweden

Prof. Dr. H. Brunner
Bayer AG
Pharma Forschungszentrum
Institut für Chemotherapie
D-5600 Wuppertal 1

Dr. F. Clas
Institut für Medizinische Mikrobiologie
der Johannes-Gutenberg-Universität
Mainz
Augustusplatz
D-6500 Mainz

Prof. Dr. A. Fasth
Department of Pediatrics and
Department of Clinical Immunology
University of Göteborg
S-416 85 Göteborg
Schweden

Prof. Dr. F. A. Gries
Diabetes-Forschungsinstitut
Auf'm Hennekamp 65
D-4000 Düsseldorf 1

Prof. Dr. H. Hahn
Institut für Medizinische Mikrobiologie
der Freien Universität Berlin
Hindenburgdamm 27
D-1000 Berlin 45

Dr. L. A. Hanson
Department of Pediatrics and
Department of Clinical Immunology
University of Göteborg
S-416 85 Göteborg
Schweden

Prof. Dr. J. Klastersky
Service de Médecine Interne et
Laboratoire d'Investigation
Clinique H. J. Tagnon, Institut J. Bordet
Centre de Tumeurs de l'Université Libre
de Bruxelles
1, rue Héger Bordet
B-1000 Bruxelles
Belgien

Dr. H. Kolb
Diabetes-Forschungsinstitut
Auf'm Hennekamp 65
D-4000 Düsseldorf 1

Dr. P. C. J. Leijh
University Hospital
Department of Infectious Diseases
Rijnsburgerweg 10
NL-2333 AA Leiden
Niederlande

Prof. Dr. M. Loos
Institut für Medizinische Mikrobiologie
der Johannes-Gutenberg-Universität
Mainz
Augustusplatz
D-6500 Mainz

Prof. Dr. W. Opferkuch
Lehrstuhl für Medizinische Mikrobiologie und Immunologie der Ruhr-Universität Bochum
Postfach 102 148
D-4630 Bochum

Dr. C. Svanborg Edén
Department of Clinical Immunology
University of Göteborg
S-416 85 Göteborg
Schweden

Inhalt

Beeinträchtigung der körpereigenen Infektionsabwehr durch Bakterien und ihre Produkte

H. Brunner

Einleitung

Die klinische Erfahrung zeigt, daß vielen schwer beherrschbaren Infektionskrankheiten eine Schwäche der körpereigenen Abwehr des Patienten zugrunde liegt. In zunehmendem Maße betreffen nämlich besonders subakut bis chronisch verlaufende Infektionen in der Bundesrepublik und in anderen Ländern mit hochentwickeltem Gesundheitswesen und trotz guter Ernährung die Personen, deren Immunsystem durch verschiedenartige Grundleiden gestört ist. Die große Bedeutung der körpereigenen Abwehr auch dann, wenn hochwirksame Antibiotika zur Verfügung stehen, wird dadurch unterstrichen, daß Infektionen bei immundefizienten Patienten häufig auftreten. Die Verminderung der Abwehrleistung kann alle Teilbereiche, nämlich die Effektorsysteme, Komplement und Phagozytose, sowie die Antikörper-vermittelte und die zellvermittelte Immunität betreffen.

Besondere therapeutische Probleme ergeben sich bei Störungen der Phagozytose und der zellulären Immunität, die mit einer Schwächung der intrazellulären Abtötung von Krankheitserregern in phagozytierenden Zellen verbunden sind, so daß es zur Persistenz der Erreger in den Phagozyten, insbesondere den Makrophagen, kommt. Dies spielt eine große Rolle im Infektionsgeschehen, da sich die fakultativ intrazellulären Bakterien, zum Beispiel Listerien, Salmonellen, Brucellen, Mykobakterien, einige Staphylokokken-Stämme und besonders obligat intrazelluläre Bakterien, z. B. Chlamydien, so lange in den Makrophagen weiter vermehren können, bis über die Lymphokine der T-Zellen ein spezieller Impuls auf die Makrophagen ausgeübt wird, der dann die Abtötung der Erreger herbeiführt. Dieser Impuls kann bei einer Schwächung der zellulären Immunität so gering sein, daß sich die Erreger in den Makrophagen weiter vermehren und schließlich die phagozytierenden Zellen zerstört werden. Gleichzeitig sind die Bakterien in den Phagozyten dem Zugriff mancher Antibiotika mehr oder weniger entzogen. So haben Bonventre und Imhoff gezeigt, daß Streptomycin nur sehr verzögert in Peritonealmakrophagen aufgenommen wird [8]. Ähnliches ist von Holmes et al. für Streptomycin und Penicillin und von Brunner und Undeutsch für Cephalothin und Gentamicin bei *K. pneumoniae*-Infektionen an Alveolarmakrophagen des Meerschweinchens gezeigt worden [10, 42]. Man muß daher bei Infektionen mit fakultativ oder obligat intrazellulären Bakterien und bei Schwächung der Resistenz des Patienten wesentliche Ansätze für eine zukünftige immunmodulierende Therapie sehen, da gerade bei diesen Erkrankungen die spezifische Abwehrleistung im Zusammenwirken mit der antimikrobiellen Chemotherapie besonders stark gefordert wird, damit eine endgültige Beseitigung der Erreger zustande kommt.

Als Einführung in den Themenkomplex „Der abwehrgeschwächte Patient" sollen die häufigen erworbenen, nicht die seltenen angeborenen Störungen des Immunsystems aufgeführt werden, obwohl auch bei angeborenen Immundefekten Bakterien und ihre Produkte eine weitere Hemmung der Abwehr bewirken können. Die Gründe für die Zunahme der Zahl abwehrgeschwächter Patienten sind bekanntlich das Erreichen eines höheren Lebensalters, konsumierende Krankheiten, Stoffwechselstörungen, Unfälle und schwere Operationen. Grundkrankheiten können den Gesamtorganismus und dabei auch das Abwehrsystem betreffen oder unmittelbar von Teilbereichen des Immunsystems ausgehen. Eine Übersicht über einige erworbene Immundefekte bringen die Tabellen 1–4, die allerdings keinen Anspruch auf Vollständigkeit erheben.

Tab. 1 Erworbene Defekte der Antikörper-vermittelten Immunität

1. Maligne Tumoren
   a) Multiple Myelome (IgG, IgA)
   b) Makroglobulinämie, M. Waldenström (IgM)
   c) „Heavy chain"-Krankheit
   d) Non-Hodgkin-Lymphome
   e) Chronische lymphatische Leukämie
2. Medikamente
   Alkylanzien, Antimetaboliten

Tabelle 1 zeigt Beispiele für erworbene Defekte, die vom Antikörper-vermittelten Immunsystem ausgehen und daher zumindest anfänglich vorwiegend diesen Teilbereich betreffen. Diese Defekte treten bei Tumoren des Systems von B-Lymphozyten und Plasmazellen auf, können aber auch durch Medikamente bedingt sein. Hierher gehören auch die relativ häufigen Defekte der lokalen Sekret-IgA-abhängigen Abwehr. Die in den Tabellen 1–4 aufgeführten Medikamente sollen nur als Beispiele dienen. Eine detaillierte Übersicht über die immunsupprimierende Wirkung von Pharmaka würde den Rahmen der vorliegenden Arbeit sprengen. Tabelle 2 zeigt erworbene Defekte, die die zelluläre Immunität betreffen.

Auch die beiden Effektorsysteme, Komplement und Phagozytose, können spezifisch gehemmt sein. Tabelle 3 gibt Beispiele für erworbene Defekte des Komplementsystems. Außer den Defekten der zellulären Immunität wird die Beeinträchtigung phagozytierender Zellen eine besondere Rolle für zukünftige Konzepte einer alternativen Chemothe-

Tab. 2 Erworbene Defekte der zellulären Immunität

1. Tumoren
   M. Hodgkin
2. Medikamente
   Alkylanzien, Antimetaboliten

Tab. 3 Erworbene Defekte des Komplement-Systems

1. Splenektomie – Faktor B
2. Systemischer Lupus erythematodes
3. Medikamente

Tab. 4 Erworbene Defekte der phagozytierenden Zellen

1. Verminderung der Zahl neutrophiler Granulozyten
   a) Leukämie
   b) Medikamente
   c) Alkoholismus
   d) Ionisierende Strahlen
2. Beeinträchtigung der Chemotaxis
   a) Diabetes mellitus
   b) Rheumatoide Arthritis
   c) Verbrennungen
   d) Akute und chronische Infektionen
   e) Verschiedene Tumoren
   f) Alkoholismus
3. Beeinträchtigung der Adhärenz von Phagozyten
   a) Alkoholintoxikation
   b) Medikamente (Kortikosteroide u. a.)
4. Beeinträchtigung der Phagozytose
   a) Rheumatoide Arthritis
   b) Akute Infektion mit sog. ,,extrazellulären" Bakterien (*S. pneumoniae, K. pneumoniae* u. a.)
   c) Medikamente, z. B. Alkylanzien
5. Beeinträchtigung der intrazellulären Abtötung
   a) Infektionen mit sog. ,,intrazellulären" Bakterien (z. B. Mykobakterien, Chlamydien u. a.)
   b) Erkrankungen des rheumatischen Formenkreises
   c) Medikamente

rapie von Infektionskrankheiten spielen. Dies wird durch die Vielzahl möglicher Hemmungen dieser Art der Infektionsabwehr unterstrichen (Tab. 4).

Allgemeine Gesichtspunkte zur Beeinträchtigung der Infektionsabwehr durch Bakterien

Der vorliegende Beitrag zum Thema bakterieller Infektionen ist der Frage gewidmet: Wie tragen Bakterien selbst zu einer Beeinträchtigung der Infektionsabwehr bei, d. h. welche Mechanismen haben sie entwickelt, um sowohl bei gesunden Personen als auch im besonderen Maße bei einer Vorschädigung des Immunsystems die Abwehrleistung zu unterdrücken? Unter den verschiedenen Pathogenitätsmechanismen der Bakterien werden die Effekte herausgestellt, die unmittelbar supprimierend auf das Immunsystem wirken. Eine solche Immunsuppression ist bei Virusinfektionen, Mykosen und parasitären Infektionen gut bekannt [15, 35, 36, 64, 66, 82, 88, 95]. Aber auch Bakterien haben vielfältige Möglichkeiten entwickelt, um sowohl die humorale wie die zelluläre Immunität zu beeinflussen [57, 75, 80]. In der vorliegenden Arbeit sollen an einigen Beispielen Grundzüge dieser wichtigen Bakterien-Wirt-Beziehung beschrieben werden.

Einzelne Abwehrmechanismen sind in Abbildung 1 verdeutlicht. Die Darstellung beschränkt sich auf einige wichtige Krankheitserreger des Menschen, während auf die seit langem bekannten immunmodulierenden Wirkungen von *Corynebacterium parvum* bzw. *Propionibacterium granulosum* nicht eingegangen wird [72]. Auch die immunsupprimierenden Wirkungen der bakteriellen Lipopolysaccharide (LPS), also der Endotoxine, werden an dieser Stelle nur kurz erwähnt, da sie – wie andere Adjuvanzien – je nach Dosis stimulierend oder hemmend wirken können [21, 58, 63, 71, 89]. Diese Effekte der LPS lassen sich jedoch häufig nur schwer von den toxischen Wirkungen trennen und werden daher weiterhin kontrovers diskutiert. Ferner soll auf die Hemmung von Abwehrfunktionen durch *Bordetella pertussis*, Exotoxin von *Vibrio cholerae* und durch bestimmte Komponenten und Produkte von Streptokokken der Vollständigkeit halber an dieser Stelle hingewiesen werden [Übersicht bei J. H. Schwab, 1975; 2, 19, 39, 54, 76, 94].

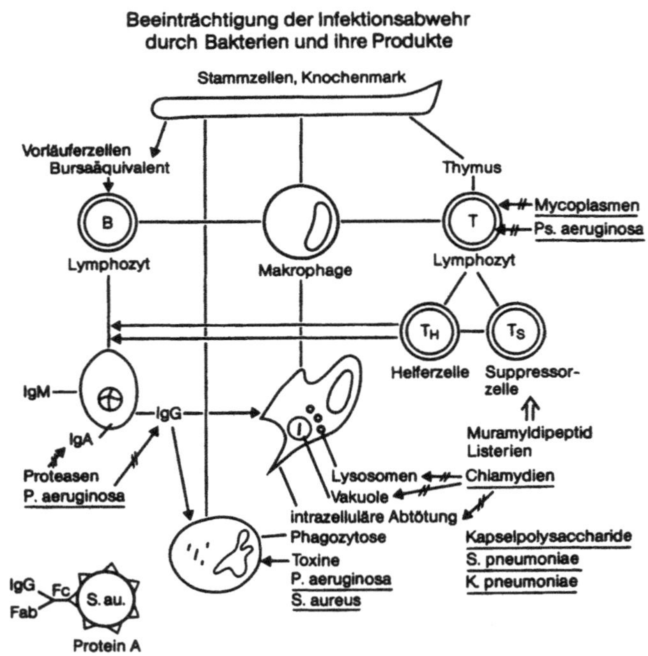

Abb. 1 Zusammenfassende Darstellung verschiedener Komponenten des Immunsystems und ihrer Hemmung durch humanpathogene Bakterien und ihre Produkte. Unten links ist die Bindung des IgG über den Fc-Teil an das Protein A von *Staphylococcus aureus* dargestellt.

Abbildung 1 gibt die Bildung der für die Immunantwort verantwortlichen Zellen aus dem Knochenmark und ihre weitere Differenzierung wieder. Über Vorläuferzellen wird die Entwicklung der B-Lymphozyten durch das Bursaäquivalent und die der T-Lymphozyten durch den Thymus bestimmt. Die B-Zellen entwickeln sich zu Plasmazellen, die die Antikörper bilden. Die Antikörperbildung wird durch die T-Helferzellen (Th) und T-Suppressorzellen (Ts) gesteuert. Die Antikörper ermöglichen als Opsonine die Phagozytose durch Granulozyten. Außerdem hemmen Antikörper die Adhärenz der Bakterien an Wirtszellen und führen zusammen mit Komplement zur Lyse von Bakterien. Das T-Zellsystem bewirkt außer der Steuerung der Antikörperbildung eine Aktivierung von Makrophagen. Diese Aktivierung erfolgt durch direkten Kontakt der Lymphozyten mit den Makrophagen und durch Ausschüttung von Lymphokinen. Die Folge ist eine Abtötung derjenigen Bakterien, die sich zunächst ohne Aktivierung der Makrophagen in diesen Zellen weiter vermehren können.

Hemmung der Phagozytose und der intrazellulären Abtötung

Eine direkte Hemmung der Phagozytose erfolgt durch die Kapselpolysaccharide einiger Bakterien z. B. von *Streptococcus pneumoniae* (Pneumokokken) und Klebsiellen [2]. Unmittelbar schädigend auf phagozytierende Zellen wirken manche Toxine, z. B. die Leukozidine von *Staphylococcus aureus* und *Pseudomonas aeruginosa* [7, 33]. Ein gutes Beispiel für die Hemmung der intrazellulären Abtötung findet sich bei *Chlamydien*, die der Fusion der Lysosomen mit der phagozytischen Vakuole entgegenwirken. Behinderung des intrazellulären „Killing" findet sich aber auch bei vielen anderen Bakterien [75].

Hemmung der humoralen Immunität

Eine Beeinträchtigung der humoralen Immunität erfolgt unter anderem durch Proteasen, wie sie von einigen Bakterien gebildet werden [18, 31, 41, 47, 48, 51, 55, 56, 60, 67–70]. Tabelle 5 gibt eine Übersicht über bekannte bakterielle Enzyme, die menschliche Immunglobuline zu spalten vermögen. Diese Aufstellung wird mit Sicherheit in Zukunft erweitert werden müssen. Die Abbildung 2 zeigt die Spaltung von IgA durch verschiedene bakterielle Proteasen im Bereich der Scharnierregion des Moleküls [48]. Diese Region ist besonders reich an Prolin, einer Aminosäure, die auch im kollagenen Bindegewebe stark vertreten ist. In Abbildung 3 sind die gegenwärtigen Vorstellungen über die Adhärenz von Bakterien an bestimmte Wirtszellrezeptoren und die dadurch ermöglichte Kolonisierung der Oberfläche eines Organs dargestellt (oberer Teil der Abbildung). Sekret-IgA verhindert die Anheftung und damit die Ansiedlung der Bakterien (mittlerer Teil). IgA-Proteasen spalten das Molekül in Fab- und Fc-Fragmente (Abb. 2). Da die abgespaltenen Fab-Fragmente eine erheblich geringere Affinität zum Antigen besitzen, sind sie nicht mehr in gleichem Maße fähig, die Kolonisierung der Bakterien zu verhin-

Tab. 5 Bakterielle Enzyme, die menschliche Immunglobuline spalten

Bakterium	Enzym	Referenz	
Neisseria gonorrhoeae	IgA_1-Protease S-IgA-Protease	Plaut et al.	1975
Neisseria meningitidis	IgA_1-Protease	Plaut et al.	1975
Haemophilus influenzae	IgA_1-Protease	Kilian et al. Male et al.	1979 1979
Streptococcus pneumoniae	IgA_1-Protease	Kilian et al. Male	1979 1979
Pseudomonas aeruginosa	IgG_1, IgA_1 S-IgA-Protease	Holder et al. Döring et al.	1979 1981
Bacteroides asaccharolyticus	IgA_1-Protease	Kilian	1982
Bacteroides melaninogenicus	IgA_1-Protease	Kilian	1982
Streptococcus sanguis	IgA_1-Protease	Plaut et al.	1974
Streptococcus mitior	IgA_1-Protease	Genco et al.	1975

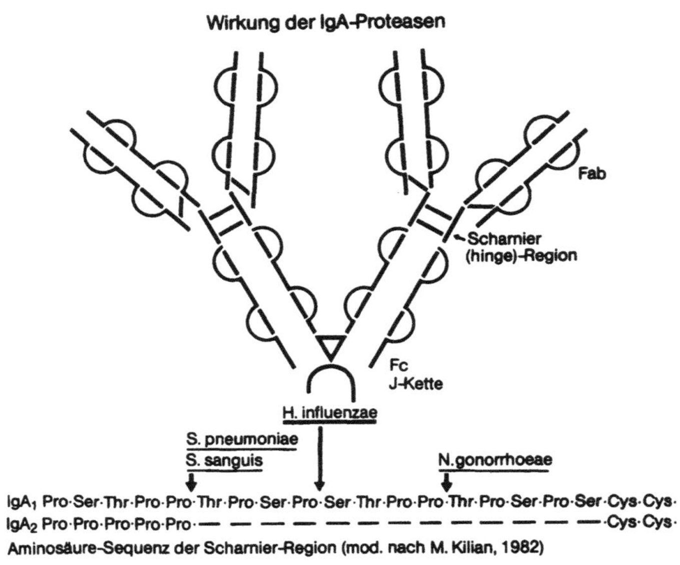

Abb. 2 Schematische Darstellung des IgA als Dimer und die Aminosäuresequenz der Scharnierregion von IgA_1 und IgA_2 mit den Angriffspunkten verschiedener bakterieller Proteasen.

dern, wie das intakte Molekül (unterer Teil, Abb. 3). In der Tat gibt es Hinweise für eine pathogenetische Bedeutung von IgA-Proteasen. Blake et al. konnten im Vaginalsekret von Frauen mit Gonorrhoe Fcα-Fragmente nachweisen [6]. Außerdem kommen diese Enzyme nur bei wenigen, und zwar ausschließlich pathogenen Bakterienspezies vor (Tabelle 5). Es besteht ferner eine Beziehung der IgA-Protease-Bildner zu bestimmten Erkrankungen, während kaum eine taxonomische Verwandtschaft dieser Bakterien untereinander besteht.

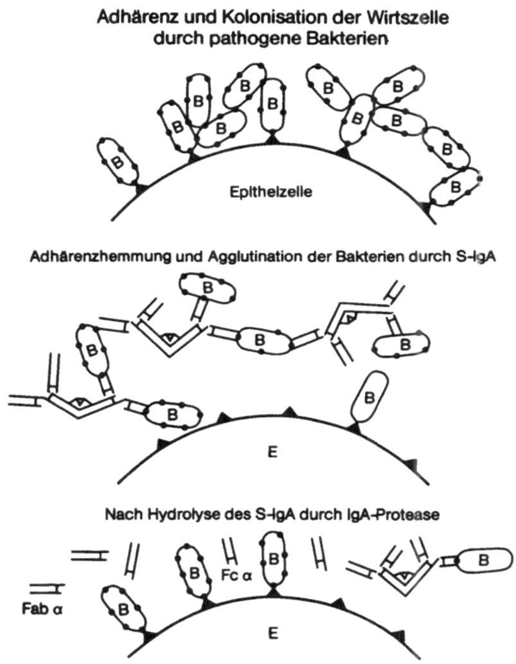

Abb. 3 Schematische Darstellung der Adhärenz von Bakterien an eine Epithelzelle, der Hemmung der Adhärenz und der Agglutination der Bakterien durch S-IgA und der erneuten Anheftung der Bakterien an die Wirtszelle nach Hydrolyse des Sekret-IgA durch IgA-Proteasen.

Die Rolle der Proteasen von *P. aeruginosa* für die Virulenz dieses Erregers ist nachgewiesen und ihnen ein entscheidender Anteil an pathogenetischen Prozessen bei menschlichen Infektionen zugesprochen worden. So beobachteten Gray und Kreger nach intratrachealer Gabe gereinigter Elastase bei Kaninchen Lungenschädigungen, die den Läsionen bei menschlichen *P. aeruginosa*-Infektionen ähnelten [34]. Döring und Mitarbeiter konnten eine alkalische Protease und eine Elastase von *P. aeruginosa*-Stämmen reinigen, die aus dem Sputum von Mukoviszidose-Patienten isoliert worden waren [18]. Die Elastase spaltete menschliche IgG- und IgA-Myelomproteine sowie Sekret-IgA, während die alkalische Protease nur mit Sekret-IgA reagierte.

P. aeruginosa-Stämme mit unterschiedlichem Proteasebildungsvermögen wurden in einer lokal begrenzten, und zwar subkutanen chronischen Entzündung, der Granuloma-

Pouch der Ratte, untersucht (Döring, Dalhoff, Brunner, unveröffentlichte Befunde). Dabei wurden Stämme verwendet, die von Kindern mit Mukoviszidose isoliert worden waren. Solche Kinder leiden unter einer Abwehrschwäche, die sich besonders im Bereich der Atemwege durch gehäufte Pseudomonas-Infektionen bemerkbar macht.

Das Elektrophoresemuster der Pouch-Flüssigkeiten von Ratten 24 Stunden nach Infektion mit verschiedenen *P. aeruginosa*-Stämmen zeigte im Vergleich zu Kontrollen Unterschiede in Abhängigkeit von der Proteasebildung (Abb. 4). Die Infektion erfolgte mit vier verschiedenen Pseudomonas-Stämmen in einer Dosis, die zu 10^8 kolonienbildenden Einheiten der Bakterien pro ml Pouch-Exsudat führte [16]. Die Elektropherogramme des Serums und der nicht infizierten Pouch-Flüssigkeit waren praktisch identisch (Abb. 4, 1 und 2). Nach Infektion mit Stämmen, die entweder nur Exotoxin oder alkalische Protease bildeten, kam es nur zu einer Verstärkung der α_2-Fraktion als Zeichen der ablaufenden Entzündung (Abb. 4, 3 und 4). Dies war verständlich, da die alkalische Protease ausschließlich zur Spaltung von IgA führte. Nach Infektion der Pouch mit Stämmen, die viel Elastase bildeten, verschwand die γ-Zacke aufgrund einer Spaltung des IgG. Außerdem war α_2-Makroglobulin erniedrigt (Abb. 4, 5 und 6). Dies ließ sich durch die Tatsache erklären, daß Elastase mit α_2-Makroglobulin Komplexe bildet.

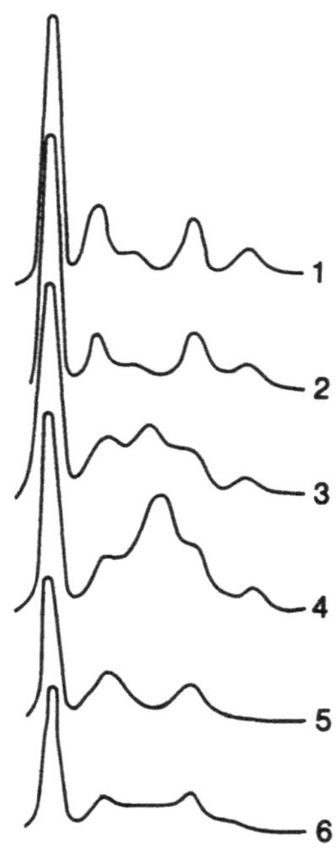

Abb. 4 Elektrophorese von Rattenserum (1) und Flüssigkeit (2) aus einer nicht infizierten subkutanen Tasche (Pouch) der Ratte und während einer Infektion der Pouch mit ca. 10^8 kolonienbildenden Einheiten von *Pseudomonas aeruginosa* (3 bis 6). Exotoxinbildender Stamm (3), alkalische Protease bildender Stamm (4). Als Zeichen der Entzündung kommt es zu einer Verstärkung der α_2-Fraktion. Nach Infektion der Pouch mit Stämmen, die viel Elastase bildeten, verschwand die γ-Zacke (5, 6).

Die Schutzwirkung des Sekret-IgA ist bei Virusinfektionen gut belegt. In früheren Untersuchungen konnten wir zeigen, daß bei einer häufigen lokalisierten Infektion der Atemwege, nämlich bei der Mykoplasma-Pneumonie, spezifische S-IgA-Antikörper gegen die Bakterien in den Atemwegssekreten der Patienten vorhanden waren (Abb. 5). IgA-Antikörper ließen sich sowohl in den Nasensekreten wie im Sputum mit einem empfindlichen Radioimmunassay nachweisen [9]. Der Titer dieser Antikörper stieg bis zur 3. Woche nach der Infektion an und fiel dann wieder ab. IgG-Antikörper in den Sekreten waren nur in sehr niedrigem Titer nachweisbar. Besonders wichtig war der Befund, daß der Antikörperspiegel vor der Infektion mit dem Schutz vor einer Mykoplasma-Pneumonie korrelierte. Es ist wahrscheinlich, daß die Proteasen von *P. aeruginosa* auch Sekret-IgA-Antikörper beeinflussen, die gegen andere Bakterien gerichtet sind und damit als Wegbereiter für Superinfektionen dienen.

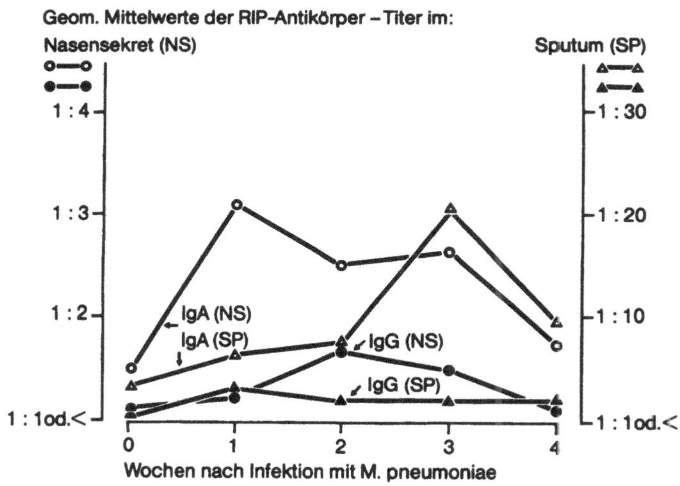

Abb. 5 Lokale Antikörper in Nasensekret und Sputum zu verschiedenen Zeiten nach Infektion mit *Mycoplasma pneumoniae.*

P. aeruginosa-Infektionen treten bei Patienten mit geschwächter Abwehrlage, besonders malignen Tumoren, Verbrennungen und bei Kindern mit Mukoviszidose besonders häufig auf [77–79]. Bei Mukoviszidose-Patienten lassen sich erhöhte Serum-Antikörpertiter gegen *P. aeruginosa*-Proteasen nachweisen. Quantitative Untersuchungen der Immunglobuline zeigen bei diesen Patienten normale und beim IgA sogar erhöhte Werte, so daß man nicht von einem eigentlichen Defekt der humoralen Immunität sprechen kann; kommen aber bei diesen Patienten Infektionen mit Proteasebildnern hinzu, so tritt neben den übrigen sekretorischen Störungen eine Beeinträchtigung der Infektionsabwehr ein. Dabei erweist sich auch das sonst gegenüber proteolytischer Aktivität relativ resistente S-IgA als anfällig.

Eine Infektion mit *Staphylococcus aureus* stellt ein gut untersuchtes Beispiel für die Beeinträchtigung der Abwehr durch Bakterien und ihre Produkte dar (Abb. 1). Staphylokokken kommen ubiquitär auf der Haut und den Schleimhäuten von Mensch und Tier vor. Die Bakterien sind in der Lage, schwere entzündliche Reaktionen in fast jedem Organ hervorzurufen. Die Polysaccharidkapsel stellt ein Hindernis für die Phagozytose dar, da sie mit einer effektiven Opsonisierung interferiert. Es ist denkbar, daß „Clumping"-Faktor ebenfalls die Phagozytose beeinträchtigt. Protein A ist ein weiterer wichtiger Pathogenitätsfaktor von Staphylokokken, der mit den Abwehrmechanismen des Wirtes interferiert [26]. Es handelt sich um eine Zellwandkomponente der Bakterien mit einem Molekulargewicht von 42 000, die vorwiegend IgG-Moleküle unspezifisch am Fc-Fragment zu binden vermag [27]. Dies kann zur Hemmung der Phagozytose und zu Überempfindlichkeitsreaktionen vom Soforttyp führen [27]. Die früher von Möller und Landwall und von Forsgren und Mitarbeitern beschriebene polyklonale B-Zellen-Aktivierung von Protein A ist nach neueren Untersuchungen von Tanabe et al. auf Peptidoglycan und nicht auf Protein A zurückzuführen, so daß von Protein A nur eine negative Beeinflussung, aber keine Stimulierung des Immunsystems auszugehen scheint [11, 26, 27, 28, 59, 85]. Da Peptidoglycan von Staphylokokken ein Adjuvans darstellt, besitzt es erwartungsgemäß sowohl immunstimulierende wie -supprimierende Wirkungen [19].

Hemmung der zellvermittelten Immunität

Defekte der zellulären Immunität stellen ein besonderes chemotherapeutisches Problem dar. So ist bekannt, daß bei Infektionen mit Mykobakterien, und zwar bei Tuberkulose und Lepra, aber auch während einer Mykoplasma-Pneumonie, eine „Anergie" gegenüber Immunogenen auftreten kann, die die zelluläre Immunität stimulieren [4, 5, 20, 37, 38, 46, 92, 93]. Dies läßt sich durch Ausbleiben der Hautreaktion nach intrakutaner Injektion von Tuberkulin, aber auch *in vitro*, d. h. in der Kultur nach Zugabe von Bakterien oder ihrer Fraktionen zu peripheren Lymphozyten nachweisen. Dazu sollen einige Beispiele angeführt werden. In der Tabelle 6 sind daher die bisherigen Befunde, die auf eine Hemmung von Abwehrreaktionen durch *P. aeruginosa* hinweisen, zusammengefaßt.

Stone und Mitarbeiter beobachteten, daß bei Pseudomonas-Sepsis eine verzögerte Abstoßung von Hauttransplantaten auftrat [83]. Es konnte ferner gezeigt werden, daß es bei Patienten mit Mukoviszidose und chronisch-progressiver Pseudomonas-Infektion der Lunge zu einer Hemmung der Lymphozytenproliferation *in vitro* kam [77–79]. Petit und Mitarbeiter wiesen nach, daß nach Verabreichung ganzer abgetöteter Pseudomonas-Bakterien bei der Maus eine Abwehrhemmung für eine Infektion mit *Listeria monocytogenes* zu beobachten war [65]. Ferner zeigten Colizzi und Mitarbeiter während einer Pseudomonas-Infektion bei der Maus eine verminderte Fähigkeit zur Kontaktsensibilisierung durch Oxazolon [14].

Kürzlich erschienen sehr eingehende Studien von Rubin und Mitarbeitern, in denen gezeigt wurde, daß die Zugabe ganzer abgetöteter Pseudomonas-Bakterien zu menschlichen Lymphozyten in der Kultur eine Hemmung der durch Mitogene induzierten DNS-Synthese bewirkte [73, 74]. Der Effekt war dosisabhängig und wurde nur bei relativ hohen Dosen beobachtet. Es handelte sich dabei nicht um einen irreversibel toxischen

Tab. 6 Hemmung von Immunreaktionen durch *Pseudomonas aeruginosa*

1. Pseudomonas-Sepsis	Verzögerung der Abstoßung von Hauttransplantaten (Mensch)	Stone et al.	1967
2. Chronische progressive Lungeninfektion mit *P. aeruginosa* bei zystischer Fibrose	Hemmung der Lymphozytenproliferation *in vitro* (Mensch)	Sorensen et al.	1979
3. Abgetötete ganze Bakterien	Hemmung der DNS-Synthese menschlicher Lymphozyten	Rubin et al.	1983
4. Gabe abgetöteter Bakterien	Hemmung der Abwehr einer Infektion mit *Listeria monocytogenes* (Maus)	Petit et al.	1982
5. Infektion mit *P. aeruginosa*	Hemmung der Kontaktsensibilisierung durch Oxazolon (Maus)	Colizzi et al.	1978
6. Elastase	Spaltung von menschlichem IgG, IgA_1 und Sekret-IgA	Holder et al. Döring et al.	1979 1981
7. Alkalische Protease	Spaltung von menschlichem IgA_1	Holder et al. Döring et al.	1979 1981

Effekt, da nach Entfernen der Bakterien eine normale Lymphozytenproliferation zu sehen war. Die beschriebenen Defekte der zellulären Immunität waren sicher durch die Bakterien selbst bedingt, da nach Beseitigung der Infektion durch Antibiotika auch die Abwehrdefekte verschwanden. Man kann daraus schließen, daß es zusätzlich zu den vorher erwähnten Wirkungen der Proteasen von *P. aeruginosa* auf Antikörper zu einer Supprimierung zellulärer Immunmechanismen während einer Pseudomonas-Infektion kommen kann. Demnach liegen bei diesem Bakterium, dessen große klinische Bedeutung außer Frage steht, eindeutige Hinweise dafür vor, daß es während der Infektion zu einer Hemmung von Abwehrfunktionen, und zwar sowohl der Antikörper-vermittelten wie der zellulären Immunität durch die Bakterien selbst kommt [30].

Ferguson et al. legten kürzlich Daten zum Mechanismus dieser Immunsuppression vor [23]. Die Autoren konnten zeigen, daß *P. aeruginosa* in höheren Konzentrationen in der Lage war, T-Suppressorzellen zu aktivieren. Solche Zellen sind unter anderem notwendig zur Unterdrückung der Mitogenreaktion durch bakterielle Komponenten, wie Lipopolysaccharid, Peptidoglycan und Zellwandbestandteile von Mykobakterien [20, 21, 39, 46, 50, 53, 58, 63, 71, 80, 81, 89]. Mykobakterien sind bekanntlich der wesentliche immunstimulierende Anteil in Freunds komplettem Adjuvans. Die einfachste chemische Struktur eines Adjuvans, die in der Lage ist, eine Immunität vom verzögerten Typ zu induzieren und die Antikörperproduktion zu stimulieren, stellt N-Acetyl-Muramyl-L-Alanyl-D-Isoglutamin (Muramyldipeptid, MDP) dar. Es handelt sich um eine Untereinheit des Peptidoglycans bakterieller Zellwände. Es konnte kürzlich synthetisch dargestellt und seine Wirkung eingehend studiert werden [1, 12, 13, 17, 22, 24, 25, 44, 49, 52, 62, 84, 86, 87, 90, 91].

Obgleich die Adjuvans-Eigenschaften von MDP in den letzten Jahren intensiv untersucht worden sind, konnten die Wirkungsmechanismen bisher nicht im einzelnen aufgeklärt werden. Es wird eine Aktivierung von Makrophagen, der Ersatz von T-Helferzellen und die Modulierung der Makrophagenaktivierung durch T-Lymphozyten diskutiert [24, 44, 52, 53]. Kürzlich konnte gezeigt werden, daß die Gabe hoher Dosen von MDP vor Injektion von Ovalbumin und Rinderserumalbumin eine unspezifische Unterdrückung der Immunantwort bewirkte, die sowohl die Antikörpersynthese als auch die Bildung zytotoxischer T-Lymphozyten betraf [23]. Diese unspezifische Hemmung erfolgte durch Aktivierung von Suppressorzellen. Ganz neue Daten von Ferguson lassen die Beteiligung von Makrophagen bei der Generation von Hilfsfaktoren, wie Prostaglandinen, Monokinen und Lymphokinen, vermuten, die zur Induktion der Suppression notwendig sind [23]. MDP stimuliert außerdem die Bildung von IL-1 durch Makrophagen. Möglicherweise sind einige dieser Stoffe oder andere Makrophagenprodukte sowohl an der Stimulierung der Proliferation und Differenzierung der entsprechenden T-Zellen als auch zur Induktion einer Subpopulation von regulatorischen B-Zellen erforderlich.

Versuche mit synthetischem MDP haben die gute prophylaktische Wirkung dieser Substanz bei bakteriellen Infektionen gezeigt [17]. Ein signifikanter Effekt konnte auch bei Mäusen gesehen werden, deren Abwehr durch Cyclophosphamid beeinträchtigt war. Wir konnten frühere Befunde anderer Autoren, insbesondere von Chedid et al. [12, 13], bestätigen und zeigen, daß bei Gabe von MDP 24 h vor Infektion der Mäuse mit *Salmonella typhimurium* ein deutlicher Schutzeffekt zu beobachten war, und zwar ohne gleichzeitige antibiotische Therapie (Brunner und Kroll, unveröffentlichte Befunde). Die Infektionsdosis betrug 2×10^5 kolonienbildende Einheiten der Bakterien des Stammes LT 2 von *S. typhimurium* pro Maus. Wird MDP jedoch später während der Infektion gegeben, so kann es zu einem Versagen der Immunstimulation kommen, wie sie von Dietrich für Klebsiella, *Salmonella typhimurium* und Candida-Infektionen gezeigt worden ist [17]. Finger und Mitarbeiter konnten ebenfalls kürzlich zeigen, daß MDP im Unterschied zu *Bordetella pertussis*-Adjuvans nicht in der Lage ist, die antibakterielle Resistenz gegenüber einer Listerien-Infektion zu erhöhen [25]. Listerien und Listeria-Fraktionen können ebenfalls die Abwehr gegenüber Infektionen herabsetzen [3, 40]. Dieser Effekt ist nicht nur vom Peptidoglycan abhängig, sondern tritt auch bei Bakterien mit vollkommen anderem Aufbau der Hülle – z. B. Mykoplasmen – auf (Tab. 7), die lediglich von einer Zytoplasmamembran umgeben sind, oder bei Treponemen [4, 29, 43, 45].

Abschließend kann man überlegen, welche Konsequenzen diese immunsuppressiven Wirkungen von Bakterien und ihren Produkten auf die Chemotherapie von Infektionen haben. Diese Frage ist um so berechtigter, da von einigen Antibiotika ebenfalls hemmende Einflüsse auf das Immunsystem ausgehen. Diese Befunde sind von Gillissen beim letzten Infektiologischen Kolloquium zusammenfassend dargestellt worden [32]. Es besteht beim augenblicklichen Stand des Wissens kein Anlaß, von dem Konzept der Che-

Tab. 7 Effekt von *Mycoplasma pneumoniae*-Fraktionen auf die ^{3}H-Thymidin-Aufnahme in Milzlymphozyten der Maus

M. pneumoniae-Fraktionen	Dosis (µg/ml)	Stimulationsindex[a] mit ConA (0,63 µg/ml)	ohne ConA
Polysaccharid-fraktion 2	17,0	7,1	0,4
	1,7	17,7	0,7
Protein (lipidverarmt)	17,0	43,2	1,0
	1,7	74,0	1,3

[a] Stimulationsindex = $\frac{\text{mittlere cpm in den Proben}}{\text{mittlere cpm der Kontrollen}}$

motherapie mit hohen inhibitorischen Dosen abzuweichen, um eine möglichst schnelle Abtötung bzw. Vermehrungshemmung der Erreger zu bewirken. Dies ist neben Toxinbildung und Invasivität der Erreger auch unter dem Aspekt zu betrachten, daß mit der Chemotherapie die Bildung immunsupprimierender Stoffe verhindert wird, und trifft daher ganz besonders für den abwehrgeschwächten Patienten zu. Vielleicht wird man dieses chemotherapeutische Konzept in Teilbereichen modifizieren können, wenn mehr quantitative *In-vitro-* und *In-vivo*-Daten über die Wechselwirkung zwischen Bakterien und der Wirtsabwehr zur Verfügung stehen.

Literatur

[1] Audibert, F. et al.: Distinctive adjuvanticity of synthetic analogs of mycobacterial water-soluble components. Cell. Immunol. 21 (1976) 243–249.

[2] Baker, J. P. et al.: Specificity of suppressor T-cells activated during the immune response to Type III pneumococcal polysaccharide. In: Friedman, H. et al. (eds.), Immunomodulation by bacteria and their products, p. 77–93. Plenum Press, New York, London (1981).

[3] Baker, L. A. and P. A. Campbell: *Listeria monocytogenes* cell walls induce decreased resistance to infection. Infect. Immun. 20 (1978) 99–107.

[4] Bergquist, L. M. et al.: Mycoplasma-associated immunosuppression: effect on hemagglutinin response to common antigens in rabbits. Infect. Immun. 9 (1974) 410–415.

[5] Biberfeld, G. and G. Sterner: Tuberculin anergy in patients with *Mycoplasma pneumoniae* infection. Scand. J. Infect. Dis. 8 (1976) 71–73.

[6] Blake, M. et al.: Studies of gonococcus infection. XVII. IgA_1-cleaving protease in vaginal washings from women with gonorrhea. J. Infect. Dis. 139 (1975) 89–92.

[7] Blobel, H. et al.: Effect of Panton-Valentine leukocidin of *Staphylococcus aureus* on leukocytes from patients with leukemia. Infect. Immun. 3 (1971) 507–509.

[8] Bonventre, P. F. and J. G. Imhoff: Uptake of ^{3}H-Dihydrostreptomycin by macrophages in culture. Infect. Immun. 2 (1970) 89–95.

[9] Brunner, H. et al.: Antibody to *Mycoplasma pneumoniae* in nasal secretions and sputa of experimentally infected human volunteers. Infect. Immun. 8 (1973) 612–620.

[10] Brunner, H. and C. Undeutsch: Effect of cephalothin and gentamicin on phagocytosis of *Klebsiella pneumoniae* by guinea pig alveolar macrophages. In: Eickenberg/Hahn/Opferkuch (eds.), The influence of antibiotics and the host parasite relationship. Springer Verlag, Berlin (1982).

[11] Bültmann, B. et al.: Migration inhibition of peritoneal macrophages by peptidoglycan. Z. Immunitätsforsch. Exp. Klin. Immunol. 149 (1975) 289–294.
[12] Chedid, L. et al.: Modulation of the immune response by a synthetic adjuvant and analogs. Proc. Natl. Aca. Sci. USA 73 (1976) 2472–2476.
[13] Chedid, L. et al.: Biological activity of a new synthetic muramyl peptide adjuvant devoid of pyrogenicity. Infect. Immun. 35 (1982) 417–424.
[14] Colizzi, V. et al.: Depression of contact sensitivity by enhancement of suppressor cell activity in *Pseudomonas aeruginosa*-injected mice. Infect. Immun. 21 (1978) 354–359.
[15] Cox, R. A. and J. R. Vivas: Spectrum of *in vivo* and *in vitro* cell-mediated immune responses in coccidioidomycosis. Cell. Immunol. 31 (1977) 130–141.
[16] Dalhoff, A. et al.: The granuloma pouch: an in vivo model for pharmacokinetics and chemotherapeutic investigations. II. Microbiological characterization. Infection 11 (1983) 41–46.
[17] Dietrich, F. M. et al.: Synthetic muramyl dipeptide immunostimulants: protective effect and increased efficacy of antibiotics in experimental bacterial and fungal infections in mice. In: Nelson, J. D. and C. Grassi, Current chemotherapy and infectious disease. – Proceedings of the 11th International Congress of Chemotherapy and the 19th Interscience Conference on Antimicrobial Agents and Chemotherapy, p. 1730–1732. The American Society for Microbiology, Washington, D.C. (1980).
[18] Döring, G. et al.: Proteases of *Pseudomonas aeruginosa* in patients with cystic fibrosis. J. Infect. Dis. 147 (1983) 744–750.
[19] Dziarski, R.: Relationship between adjuvant, immunosuppressive, and mitogenic activities of staphylococcal peptidoglycan. Infect. Immun. 26 (1979) 508–514.
[20] Ellner, J. J.: Suppressor adherent cells in human tuberculosis. J. Immunol. 121 (1978) 2573–2579.
[21] Ellner, J. J. and P. J. Spagnuolo: Suppression of antigen and mitogen induced human T lymphocyte DNA synthesis by bacterial lipopolysaccharide: mediation by monocyte activation and production of prostaglandins. J. Immunol. 123 (1979) 2689–2695.
[22] Ellouz, F. et al.: Minimal structural requirements for adjuvant activity of bacterial peptidoglycan derivatives. Biochem. Biophys. Res. Commun. 59 (1974) 1317–1325.
[23] Ferguson, T. A. et al.: Enhancement of antigen-specific suppression by muramyl dipeptide. Infect. Immun. 39 (1983) 800–806.
[24] Fevrier, M. et al.: The macrophage, target cell of the synthetic adjuvant muramyl dipeptide. Eur. J. Immunol. 8 (1978) 558–562.
[25] Finger, H. and C.-H. Wirsing von König: Failure of synthetic muramyl dipeptide to increase antibacterial resistance. Infect. Immun. 27 (1980) 288–291.
[26] Forsgren, A.: Protein A from *Staphylococcus aureus*. V. Reaction with guinea pig γ-globulins. J. Immunol. 100 (1968) 921–926.
[27] Forsgren, A. and J. Sjöquist: "Protein A" from *Staphylococcus aureus*. III. Reaction with rabbit γ-globulin. J. Immunol. 99 (1976) 19–24.
[28] Forsgren, A. et al.: Lymphocyte stimulation by protein A of *Staphylococcus aureus*. Eur. J. Immunol. 6 (1976) 207–213.
[29] Foy, H. M. et al.: *Mycoplasma pneumoniae* infections in patients with immundeficiency syndroms: report of 4 cases. J. Infect. Dis. 127 (1973) 388–393.
[30] Garzelli, C. et al.: Depression of contact sensitivity by *Pseudomonas aeruginosa*-induced suppressor cells which affect the induction phase of immune response. Infect. Immun. 26 (1979) 4–11.
[31] Genco, R. J. et al.: Evaluation of human oral organisms and pathogenic Streptococcus for production of IgA protease. J. Infect. Dis. 131 (Suppl.) (1975) S17–S21.
[32] Gillissen, G.: Interaktion zwischen Antibiotika und Immunabwehr. In: Krasemann, C. (Hrsg.), Infektiologisches Kolloquium 1, Walter de Gruyter Verlag, Berlin, New York (1983).
[33] Gladstone, G. P. and W. E. van Heyningen: Staphylococcal leucocidins. Brit. J. exp. Pathol. 38 (1957) 123–137.
[34] Gray, L. and A. Kreger: Microscopic characterization of rabbit lung damage produced by *Pseudomonas aeruginosa* proteases. Infect. Immun. 23 (1979) 150–159.
[35] Graybill, J. R. and R. H. Alford: Cell-mediated immunity in cryptococcosis. Cell. Immunol. 14 (1974) 12–21.
[36] Greenwood, B. M. et al.: Immunosuppression in Gambian trypanosomiasis. Trans. R. Soc. Trop. Med. Hyg. 67 (1973) 846–850.

[37] Han, S. H. et al.: Prolonged survival of skin allografts in leprosy patients. Int. J. Lepr. 39 (1971) 1–6.
[38] Han, S. H. et al.: Lymphotoxin production by lymphocytes from leprosy patients. Int. J. Lepr. 39 (1971) 719–725.
[39] Hanna, E. E. et al.: Modulation of suppressor T-cells by streptococcal pyrogenic exotoxin. In: Friedman, H. et al. (eds.), Immunomodulation by bacteria and their products, p. 59–75. Plenum Press, New York, London (1981).
[40] Hether, N. W. et al.: Chemical composition and biological functions of *Listeria monocytogenes* cell wall preparations. Infect. Immun. 39 (1983) 1114–1121.
[41] Holder, I. A. and C. G. Haidaris: Experimental studies of the pathogenesis of infections due to *Pseudomonas aeruginosa*: extracellular protease and elastase as in vivo virulence factors. Canad. J. Microbiol. 25 (1979) 593–599.
[42] Holmes, B. et al.: Protection of phagocytized bacteria from the killing action of antibiotics. Nature (Lond.) 210 (1966) 1131–1132.
[43] Hudson, J. R. et al.: Investigations into the influence of the galactan of *Mycoplasma mycoides* on experimental infection with that organism. J. Pathol. Bacteriol. 94 (1967) 257–273.
[44] Iribe, H. et al.: Macrophage-stimulating effect of a synthetic muramyl dipeptide and its adjuvant-active and inactive analogs for the production of T-cell activating monokines. Cell. Immunol. 64 (1981) 73–83.
[45] Kaklamanis, E. and M. Pavlatis: The immunosuppressive effect of mycoplasma infection. I. Effect on the humoral and cellular response. Immunology 22 (1972) 695–702.
[46] Katz, P. et al.: Immunoregulation in infection caused by *Mycobacterium tuberculosis*: the presence of suppressor monocytes and the alteration of subpopulations of T-lymphocytes. J. Infect. Dis. 140 (1979) 12–21.
[47] Kilian, M.: Bacterial enzymes degrading human IgA_1. In: Robbins, J. B. et al. (eds.), Bacterial vaccines. Seminars in infectious disease, p. 213–218. Georg Thieme-Verlag, New York, Stuttgart (1983).
[48] Kilian, M. et al.: Pathogenic species of the genus *Haemophilus* and *Streptococcus pneumoniae* produce immunoglobulin A_1 protease. Infect. Immun. 26 (1979) 143–149.
[49] Kishimoto, T. et al.: Regulation of antibody responses in different immunoglobulin classes. VI. Selective suppression of the IgE response by administration of antigen-conjugated muramyl peptides. J. Immunol. 123 (1979) 2709–2715.
[50] Kleinhenz, M. E. et al.: Suppression of lymphocyte responses by tuberculous plasma and mycobacterial arabinogalactan. Monocyte dependence and indomethacin reversibility. J. Clin. Invest. 68 (1981) 153–162.
[51] Klinger, J. D. et al.: Antibodies to proteases and exotoxin A of *Pseudomonas aeruginosa* in patients with cystic fibrosis: Demonstration by radioimmunoassay. J. Infect. Dis. 138 (1978) 49–58.
[52] Leclerc, C. et al.: *In vitro* regulation of humoral and cellular immune responses of mice by a synthetic adjuvant, N-acetyl-muramyl-L-alanyl-D-isoglutamine, muramyl dipeptide or MDP. Cell. Immunol. 45 (1979) 199–207.
[53] Leclerc, C., E. Bourgeois and L. Chedid: Demonstration of muramyl dipeptide (MDP)-induced T suppressor cells responsible for MDP immunosuppressive activity. Eur. J. Immunol. 12 (1982) 249–253.
[54] Lyons, S. F. and H. Friedman: Differential effects of cholera toxin pretreatment on in vitro immunocyte responses. Proc. Soc. Exp. Biol. Med. 157 (1978) 631–635.
[55] Male, C.: Immunoglobulin A_1 protease production by *Haemophilus influenzae* and *Streptococcus pneumoniae*. Infect. Immun. 26 (1979) 254–261.
[56] Mehta, S. K. et al.: Human immunoglobulin A: production of an Fc fragment by an enteric microbial proteolytic enzyme. J. Immunol. 111 (1973) 1274–1276.
[57] Merser, C. et al.: Total synthesis and adjuvant activity of bacterial peptidoglycan derivatives. Biochem. Biophys. Res. Commun. 66 (1975) 1316–1322.
[58] Miller, R. A. et al.: The induction of suppressor T cells by lipopolysaccharide in human peripheral blood lymphocyte cultures in the presence of fetal calf serum. Cell. Immunol. 55 (1980) 210–218.
[59] Möller, G. and P. Landwall: The polyclonal B-cell activating property of protein A is not due to its interaction with the Fc part of immunoglobulin receptors. Scand. J. Immunol. 6 (1977) 357–366.

[60] Morihara, K.: Production of Elastase and Proteinase by *Pseudomonas aeruginosa*. J. Bact. 88 (1964) 745–757.

[61] Musher, D. M. et al.: *In vitro* lymphocyte response to *Treponema refringens* in human syphilis. Infect. Immun. 9 (1974) 654–657.

[62] Oppenheim, J. J. et al.: Components of Mycobacteria and muramyl dipeptide with adjuvant activity induce lymphocyte activating factor. Cell. Immunol. 50 (1980) 71–81.

[63] Persson, U.: Lipopolysaccharide-induced suppression of the primary immune response to a thymus-dependent antigen. J. Immunol. 118 (1977) 789–796.

[64] Peterson, E. A. et al.: Specific inhibition of lymphocyte-proliferation responses by adherent suppressor cells in diffuse cutaneous leishmaniasis. N. Engl. J. Med. 306 (1982) 387–392.

[65] Petit, J. D. et al.: Depression by *Pseudomonas aeruginosa* of two T-cell-mediated responses, anti-Listeria immunity and delayed type hypersensitivity to sheep erythrocytes. Infect. Immun. 35 (1982) 900–908.

[66] Piessens, W. F. et al.: Antigen-specific suppressor cells and suppressor factors in human filariasis with Brugia malayi. N. Engl. J. Med. 302 (1980) 833–837.

[67] Plaut, A. G. et al.: Isolation of an enzyme from *Streptococcus sanguis* which specifically cleaves IgA. J. Immunol. 113 (1974) 289–291.

[68] Plaut, A. G. et al.: Differential susceptibility of human IgA immunoglobulins to streptococcal IgA protease. J. Clin. Invest. 54 (1974) 1295–1300.

[69] Plaut, A. G. et al.: *Neisseria gonorrhoeae* and *Neisseria meningitidis*: extracellular enzyme cleaves human immunoglobulin A. Science 190 (1975) 1103–1105.

[70] Plaut, A. G. et al.: Loss of antibody activity in human immunoglobulin A exposed to extracellular immunoglobulin A proteases of *Neisseria gonorrhoeae* and *Streptococcus sanguis*. Infect. Immun. 17 (1977) 130–135.

[71] Rosenstreich, D. L. and S. N. Vogel: The effect of endotoxin and macrophages and T-lymphocytes. In: Friedman, H. et al. (eds.), Immunomodulation by bacteria and their products, p. 215–229. Plenum Press, New York, London (1981).

[72] Rozkowski, W. et al.: Immunostimulatory and antineoplastic activities of Propionibacteria. In: Easmon, C.S.F. and J. Jeljaszewicz (eds.), Medical microbiology, pp. 433–452. Academic Press, New York, London (1982).

[73] Rubin, H. R. et al.: Lymphocyte responses of human neonates to bacterial antigens. Cell. Immunol. 57 (1981) 379–393.

[74] Rubin, H. R. et al.: Suppression of in vitro lymphocyte DNA synthesis by killed *Pseudomonas aeruginosa*. Infect. Immun. 39 (1983) 630–637.

[75] Schwab, J. H.: Suppression of the immune response by microorganisms. Bacteriol. Rev. 39 (1975) 121–143.

[76] Schwab, J. H. et al.: Effects of streptococcal components on immunity. In: Friedman, H. et al. (eds.), Immunmodulation by bacteria and their products, p. 49–57. Plenum Press, New York, London (1981).

[77] Sorensen, R. U. et al.: Cellular immunity to bacteria: impairment of *in vitro* lymphocyte responses to *Pseudomonas aeruginosa* in cystic fibrosis patients. Infect. Immun. 18 (1977) 735–740.

[78] Sorensen, R. U., R. C. Stern, P. A. Chase and S. H. Polmar: Changes in lymphocyte reactivity to *Pseudomonas aeruginosa* in hospitalized patients with cystic fibrosis. Am. Rev. Respir. Dis. 123 (1981) 37–41.

[79] Sorensen, R. U. et al.: Defective cellular immunity to gram-negative bacteria in cystic fibrosis patients. Infect. Immun. 23 (1979) 398–402.

[80] Stewart-Hull, D. E. S.: The immunological activities of bacterial peptidoglycans. Ann. Rev. Microbiol. 34 (1980) 311–340.

[81] Stobo, J. D.: Immunosuppression in man: suppression by macrophages can be mediated by interactions with regulatory T-cells. J. Immunol. 119 (1977) 918–924.

[82] Stobo, J. D. et al.: Suppressor thymus-derived lymphocytes in fungal infection. J. Clin. Invest. 57 (1976) 319–328.

[83] Stone, H. H. et al.: Delayed rejection of skin homografts in pseudomonas sepsis. Surg. Gynecol. Obstet. 124 (1967) 1667–1670.

[84] Sugimura, K. et al.: The adjuvant activity of synthetic N-acetylmuramyl-dipeptide: evidence of initial target cells for the adjuvant activity. Cell. Immunol. 43 (1979) 137–149.

[85] Tanabe, M. J. et al.: Proliferative and polyclonal plaque forming cell responses of CBA/N-defective spleen cells by staphylococcal protein A or killed organisms of *Staphylococcus aureus* Cowan I strain. Microbiol. Immunol. 25 (1981) 975–979.

[86] Tanaka, A. R. et al.: Adjuvant activity of synthetic N-acetylmuramyl peptides in rats. Infect. Immun. 15 (1977) 332–334.

[87] Tanaka, A., S. Nagao, R. Nagao, S. Kotani, T. Shiva and S. Kusumoto: Stimulation of the reticuloendothelial system of mice by muramyl dipeptide. Infect. Immun. 34 (1979) 302–307.

[88] Todd, C. W. et al.: Immune responses during human *Schistosomiasis mansoni*. V. Suppression of schistosome antigen-specific lymphocyte blastogenesis by adherent phagocytic cells. J. Immunol. 122 (1979) 1440–1446.

[89] Uchiyama, T. and D. M. Jacobs: Modulation of immune response by bacterial lipopolysaccharide (LPS): Multifocal effects of LPS-induced suppression of the primary antibody response to a T dependent antigen. J. Immunol. 121 (1978) 2340–2346.

[90] Wahl, S. M. et al.: Macrophage activation by mycobacterial water soluble compounds and synthetic muramyl dipeptide. J. Immunol. 122 (1979) 2226–2231.

[91] Watson, J. and C. Whitlock: Effect of a synthetic adjuvant on the induction of primary immune response in T-cell-depleted spleen cultures. J. Immunol. 121 (1978) 383–389.

[92] Waxman, J. and M. Lockshin: *In vitro* and *in vivo* cellular immunity in anergic miliary tuberculosis. Am. Rev. Resp. Dis. 107 (1973) 661–664.

[93] Wexler, H. and J. D. Oppenheim: Isolation, characterization and biological properties of an endotoxin-like material from the gram-positive organism *Listeria monocytogenes*. Infect. Immun. 23 (1978) 845–857.

[94] Winchurch, R. A.: The influence of bacterial products on cyclic nucleotide metabolism of lymphocytes. In: Friedman, H. et al. (eds.), Immunmodulation by bacteria and their products, p. 23–25. Plenum Press, New York, London (1981).

[95] Wright, E. P. et al.: Inhibition of lymphocyte activation by hatching fluid from *Schistosoma mansoni* eggs. Infect. Immun. 36 (1982) 419–422.

[96] Zeitz, S. J. et al.: Humoral and cellular immunity in the anergic tuberculosis patients. J. Allergy Clin. Immunol. 53 (1974) 20–26.

Die Serumbakterizidie

W. Opferkuch

Die Fähigkeit des Serums, gramnegative Keime abzutöten, ist nun seit fast 100 Jahren bekannt [6]. Trotzdem sind noch viele Fragen, die mit dieser Erkenntnis verknüpft sind, bisher unbeantwortet geblieben. Das liegt wohl auch daran, daß in den letzten zwanzig Jahren erst die Grundlagen sowohl der humoralen als vor allem auch der zellulären Immunität erweitert werden mußten, bevor man sich der Anwendung dieser Erkenntnisse zuwenden konnte. Während dieser Zeit wurde die Frage der Serumbakterizidie fast völlig vergessen. Nun ist es jedoch Zeit, eine Zwischenbilanz zu ziehen, die offengebliebenen Fragen klar zu formulieren und neue Ansatzpunkte für künftige Untersuchungen zu finden.

Die erste Frage, die sich stellt, betrifft das Spektrum der Keime, die durch Serum abgetötet werden können (Tab. 1). Es umfaßt neben den gramnegativen Keimen auch Treponemen, Leptospiren und Mykoplasmen. Man kann die Abtötung *in vitro* am besten durch die Zählung der überlebenden Keime nach Einwirkung von Serum nachweisen. Es ist bekannt, daß an diesem Abtötungsvorgang der Keime mehrere Faktoren beteiligt sind (Tab. 2, s. a. 39). Die Schlüsselrolle spielt dabei ganz offensichtlich das Komplementsystem. Seine Aktivierung erfolgt entweder über den klassischen oder über den alternativen Reaktionsweg. Man ist der Meinung, daß die Beteiligung dieser beiden Reaktionswege vom Vorhandensein humoraler Antikörper sowie von dem Zellwandaufbau der Keime abhängig ist. Vor einigen Jahren konnten Loos et al. [21] nachweisen, daß es noch eine dritte Möglichkeit gibt. Es konnte gezeigt werden, daß die erste Komplementkomponente auch ohne Antikörpervermittlung an E. coli und Klebsiella pneumoniae gebunden werden kann und dabei auch aktiviert wird. Dieser Befund wurde in der Zwischenzeit von zahlreichen Forschern bestätigt und erweitert (siehe auch Beitrag Loos in diesem Band). Mit dem Nachweis der direkten C1-Bindung konnten möglicherweise bisher nicht zu interpretierende Befunde eine Erklärung finden. So wurde bisher z. B. der fehlende Nachweis von Antikörpern in bakterizid wirkendem Serum mit dem Vorhandensein sogenannter natürlicher Antikörper erklärt. Vergleicht man die beschriebenen Eigenschaf-

Tab. 1 Keime, die durch Serum abgetötet werden

Neisserien	Vibrionen
Enterobacteriaceen	Bacteroides
Pseudomonas aeruginosa	Fusobakterien
Haemophilus influenzae	Treponemen
Brucellen	Leptospiren
Pasteurellen	Mykoplasmen

Tab. 2 Faktoren, die an der Serumbakterizidie beteiligt sind

1. Komplement-System:	Klassischer Reaktionsweg
	Alternativer Reaktionsweg
	Direkte C1-Bindung
2. Antikörper	
3. Lysozym	
4. Teilweise charakterisierte Substanzen (z. B. kationische Polypeptide)	

ten dieser etwas obskuren Antikörper – von denen heute sicher niemand mehr spricht – mit den physiko-chemischen Daten der ersten Komplementkomponente, so sieht man eine große Übereinstimmung. Die Beteiligung spezifischer Antikörper scheint nur bei bestimmten Bakterien notwendig für die bakterizide Wirkung des Serums zu sein. Bei Rauhstämmen ist die Mitwirkung von Antikörpern nicht essentiell [34, 37, 42]. Schreiber et al. [34] konnten mit hochgereinigten Komponenten des alternativen Reaktionsweges sowie C5–C9 E. coli in einer Stärke, die normalem Serum vergleichbar ist, abtöten. Sicher ist, daß vor allem durch IgM-Antikörper die bakterizide Wirkung des Serums gesteigert werden kann [5, 33]. Ein weiterer Faktor ist das Lysozym, eine Mureinhydrolase, die das Mureingerüst von Bakterien spaltet. Ob Lysozym direkt etwas mit dem Abtötungsvorgang zu tun hat, ist sehr fraglich. Sicher ist Lysozym für die anschließende Lyse der Bakterien verantwortlich. Ob noch weitere Faktoren sich an der Bakterizidie beteiligen, ist noch nicht geklärt. Obwohl eine Reihe von Faktoren postuliert wurden, konnte bisher nur von β-Lysin, einem kationischen Protein, das wahrscheinlich von Thrombozyten stammt [10], sowie von PC III, einem kationischen Polypeptid aus Kaninchenserum, eine eindeutige Wirkung nachgewiesen werden [7].

Wie sollte man sich den biochemischen Ablauf der bakteriziden Reaktion vorstellen? Man weiß, daß diese etwas mit der Komplementaktivierung zu tun haben muß. Die Bildung des C5-9-Komplexes und sein Einbau in die äußere Membran allein kann aber die Abtötung nicht bewirken. Die äußere Membran ist für den Keim nicht absolut lebensnotwendig, denn er kann auch zellwandlos als L-Form weiterexistieren. Eine Reihe äußerer Bedingungen können die Empfindlichkeit von Bakterien gegenüber Serum beeinflussen (Tab. 3). Dieser Umstand ist ein Hinweis darauf, daß der Keim selbst etwas zu seinem Untergang beiträgt. Hier ist in erster Linie die Wachstumsphase der Bakterien [9] zu nennen. Bakterien in der stationären Phase sind unempfindlich gegenüber Serum; Bakterien, die in der logarithmischen Wachstumsphase sind, werden dagegen rasch abgetötet. Dieser Befund ist in analoger Form auch bei Antibiotika zu beobachten und bedeutet, daß der bakterielle Stoffwechsel in die bakterizide Aktion mit einbezogen ist. So nimmt es auch nicht wunder, daß durch Chloramphenicol bzw. KCN-Vorbehandlung von Bakterien ihre Abtötungsrate verlangsamt wird [40]. Dagegen erhöhen Stoffe, die für einen Stoffwechsel von Bakterien wichtig sind, die Sensibilität der Bakterien gegenüber Serum [24]. Nicht ganz verständlich ist die Wirkung von Monosacchariden und organischen Säuren, die zu einer Resistenzsteigerung führen [22]. Die vorübergehende Abkühlung einer Kultur hat natürlich auch einen Einfluß auf den bakteriellen Stoffwechsel und damit auf die Serumbakterizidie [44].

Tab. 3 Faktoren, die die Serumsensibilität beeinflussen

1. Vermehrungszustand der Bakterien
2. Medium
   a) führen zu höherer Serumresistenz:
      - Glyzerol
      - Acetat
      - Monosaccharide
      - Organische Säuren
   b) führen zu höherer Serumsensibilität:
      - Wachstum in einfachen Salzmedien
      - Glukose
      - Ammoniumsalze
3. Präparation der Bakterien
   Waschen in 0^0
   Art der Kultur

Vor zwei Jahren veröffentlichten Wright und Levine [44, 45] Befunde, die zeigen sollten, daß durch die Komplementreaktion gleichzeitig die äußere und innere Membran funktionell geschädigt wird. Die Serumbakterizidie stellt also nach diesen Befunden eine Doppelhit-Reaktion dar. Sie bestimmten in kinetischen Experimenten die Ausschleusung von periplasmatischen Enzymen und von radioaktiv markiertem $^{86}Rb^+$, das aus dem Zytoplasma stammt. Da beide Stoffe simultan entlassen wurden, kommen die Autoren zu ihrer oben zitierten Hypothese. Eine neuere Arbeit von Taylor und Kroll [40] zeigt jedoch, daß die Rubidium-Ausschleusung auch bei hitzeinaktiviertem Serum zu beobachten ist. So müssen wir nach wie vor sagen, daß wir die biochemischen Mechanismen der Serumbakterizidie nicht kennen. Die bakteriellen Systeme oder Stoffwechselwege, die daran beteiligt sind, sind noch unbekannt. Ein weiterer Punkt muß in diesem Zusammenhang erwähnt werden. Es gibt Keime, die unter Serumbehandlung innerhalb einer halben Stunde absterben. Andere Keime hingegen bleiben eine gewisse Zeit lang völlig unbeeinflußt [38] und sterben erst nach einer Latenzzeit ab. Hier erhebt sich die Frage, ob diese unterschiedliche Reaktionsweise Ausdruck unterschiedlicher bakterizider Mechanismen oder lediglich der Ausdruck unterschiedlicher Empfindlichkeit ist.

Ein weiterer wichtiger Befund ist, daß Sepsis-Erreger, also Keime, die aus Blutkulturen isoliert werden, meist unempfindlich gegenüber Serum sind. Man nennt sie serumresistente Stämme (Tab. 4). Eine Zusammenstellung der Literatur [8, 11, 12, 14, 23, 28, 32] ergibt, daß diese Beobachtung an Enterobacteriaceen, Bacteroides fragilis und Gonokokken gemacht wurde. Es erhebt sich die Frage, mit Hilfe welcher Mechanismen oder Zellbestandteile sich der Keim schützt (Tab. 5). Eine voll ausgebildete Lipopolysaccharid-Struktur, Polysaccharidkapseln sowie das sogenannte trat-T-Protein wurden bisher als Substrate der Serumresistenz gefunden. Polysaccharidkapseln, wie z. B. die K1-Kapsel von E. coli, wurden bei vielen resistenten Isolaten gefunden [17], obwohl auch viele Autoren keinen Zusammenhang zwischen Kapsel-Produktion und Serumresistenz fanden. Es ist weiter bekannt, daß Glattformen von Salmonellen resistent sein können, während deren Rauh-Mutanten stets serumsensibel sind [43]. Moll et al. [25] fanden

Tab. 4 Serumresistenz gramnegativer Keime aus Blutkulturen

Keimart	Anzahl der untersuchten Stämme	resistent in %	Autoren
Enterobacteriaceen	21	85	Roantree, R. J. et al., 1960
Enterobacteriaceen	120	90	Fierer, J. et al., 1972
Enterobacteriaceen	76	37	Elgefors, B. et al., 1978
Escherichia coli	53	87	Vosti, K. L. et al., 1970
Escherichia coli	195	64	McCabe, W. R. et al., 1978
Escherichia coli	20	95	Opferkuch, W. et al., 1983
Serratia marcescens	11	100	Simberkoff, M. S. et al., 1976
Bacteroides fragilis	5	80	Casciato, D. A. et al., 1979
Neisseria gonorrhoeae	29	97	Eisenstein, B. I. et al., 1977

Tab. 5 Bakterielle Zellwand-Bestandteile, die für die Serumresistenz verantwortlich sein könnten

1. Lipopolysaccharide (bestimmte Endzucker)
2. Saure Polysaccharide (Kapseln)
3. Membranproteine (trat-T-Protein)

kürzlich ein Plasmid, dessen Übertragung zur Ausbildung des trat-T-Proteins in der äußeren Membran von E. coli führte. Gleichzeitig trat bei diesen Keimen eine Steigerung der Serumresistenz auf.

Damit wird ein weiterer Problemkreis angeschnitten, nämlich derjenige der Serumresistenz. Wie ist dieser Begriff definiert? Es muß festgestellt werden, daß es dafür bisher keine allgemein anerkannte Definition gibt. Der Begriff ist vielmehr relativ, da seine Bestimmung vom Testsystem abhängig ist. Folgendes Beispiel von Ogata und Levine [27] soll dies verdeutlichen (Abb. 1). In diesem Experiment wurde das Plasmid R100 übertragen. Werden die Rezipienten mit Kaninchen- oder Meerschweinchenserum getestet, so ist eine deutliche Erhöhung der Serumresistenz zu beobachten. Keinen oder nur einen minimalen Effekt sieht man hingegen bei Humanserum. Das heißt, daß die „Serumresistenz" von der Spezies des Serums abhängig ist. Außerdem ist aus dieser Darstellung zu sehen, daß Humanserum in Verdünnungen noch bakterizid wirkt, die optimal sensibilisierte Erythrozyten nicht mehr lysieren können. Das Gegenteil gilt für Meerschweinchenserum. Dies ist ebenfalls ein Befund, der noch einer Erklärung bedarf.

Neue Erkenntnisse über das Verhalten des Komplementsystems bei serumresistenten Keimen konnten in letzter Zeit gewonnen werden. Bisher war in mehreren Arbeiten [14, 31] mit E. coli und mit S. typhimurium nachgewiesen worden, daß serumsensible und serumresistente Keime gleiche Mengen C3 binden. Ogata und Levine [27] konnten später an E. coli dies auch für C5 bestätigen. Obwohl bei diesen Arbeiten ein gleicher Komplementverbrauch zu beobachten war, konnten keine Aussagen über den Verbleib der

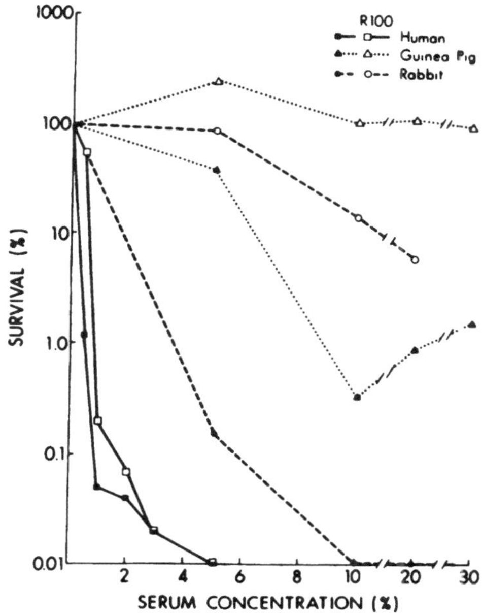

Abb. 1 Der Einfluß des R100-Plasmids auf die Serumresistenz des Stammes J6-2 gegenüber Humanserum (——), Kaninchenserum (-----) und Meerschweinchenserum (·····). *Volle* Symbole beziehen sich auf J6-2, *leere* Symbole auf J6-2 (R100).

Komponenten C6–C9 gemacht werden. Joiner et al. [19, 20] untersuchten diese Frage mit radioaktiv markierten gereinigten Komplementkomponenten. Dazu verwendeten sie einen serumresistenten Glattstamm von S. minnesota (S218) und eine serumsensible Rauhmutante (Re585). Sie fanden, daß der serumsensible Rauhstamm nur 10–30% an C5, C7 und C9 umsetzte, während der serumresistente Stamm diese Komponenten fast vollständig verbrauchte. S218 band auch dreimal mehr markiertes C5 und C7, aber nur ein Drittel C9 als der Rauhstamm Re585 nach 10minütiger Inkubation. Wurden die Keime weiter bei 37 °C bebrütet, so verloren die serumresistenten Keime bis zu 70% des radioaktiven Materials; der serumsensible Stamm verlor nichts. Die Autoren schlossen aus diesen Befunden, daß serumresistente Keime wohl den C5-9-Komplex an ihrer Oberfläche bilden, aber diesen Komplex wieder abstoßen, ohne daß die äußere Membran beeinträchtigt wird. Dies bedeutet, daß der C5b-9-Komplex sich durch die besonderen Oberflächeneigenschaften nicht in eine hydrophobe Region der Außenmembran einfügen kann. Diese veränderte Form der Interaktion des C5b-9-Komplexes mit den Membran-Phospholipiden wird durch einen weiteren Befund unterstützt. Bei serumsensiblen Keimen kommt es unter Komplementeinfluß zu einer Freisetzung von Phospholipiden. Diese konnte bei einem serumresistenten Stamm von Serratia marcescens nicht nachgewiesen werden [1].

Eine Reihe von Forschern hat sich mit der Frage beschäftigt, ob die Serumresistenz durch Plasmide übertragen werden kann [2, 3, 13, 16, 25, 27, 29, 30, 36, 38]. Die Ergebnisse sind in Tab. 6 zusammengefaßt. Man sieht daraus, daß einige Plasmide eine Resistenz nur gegen Kaninchen- oder Meerschweinchenserum bewirken; eine Reihe von Plasmiden führen aber auch zu einer Resistenzsteigerung gegen Humanserum. Allerdings ist diese Resistenz geringer, als man sie bei Isolaten von Patienten beobachtet. Es gibt dafür zwei Erklärungsmöglichkeiten. Entweder ist bei diesen Plasmidübertragungen der Akzeptorstamm nicht zur Ausprägung einer vollen Serumresistenz geeignet, oder die verwendeten Plasmide haben mehr akademische denn medizinische Bedeutung. Wir hatten z. B. in 20 E.-coli-Stämmen, die aus Blutkulturen isoliert wurden, in keinem Stamm in der SDS-Gelelektrophorese das trat-T-Protein nachweisen können (Abb. 2, 28). Bitter-Suermann [4] berichtet, daß er in ca. 65% seiner Blutkulturstämme mit Hilfe der Transblot-

Tab. 6 Der Einfluß von Plasmiden auf die Serumresistenz

Plasmid	Gen	Keimspezies	Serum	Steigerung der Resistenz	Referenz-Nr.
ColV		E. coli	Huhn	+	36
R1, R100		E. coli	Ka*	+	29
R1, R100		E. coli	Hu*	0	16
RN3, R16, R478, R-Ec1, Rts1, RS-a, F'lacW, F'lacC		E. coli	Hu	+	16
Rts1, RN3, RS-a		S. typhimurium	Hu	+	16
RS8, RS17, RH122, R100		E. coli	Ka	+	30
R1, ColV		E. coli	Hu	∅	38
ColA		C. freundii	Ka	∅	38
ColG, ColIb-p9		E. coli, S. typhimurium	Hu+Ka	+	38
ColV, 1-K94	iss	E. coli	Ka	+	2
R100		E. coli	Hu	∅	27
R100		E. coli	Ms*	+	27
R100		E. coli	Ka	+	27
R6–5	trat-T	E. coli	Ka	+	25
R100, pHA	iss, trat-T	E. coli	Hu	∅	3
R100, pHA	iss, trat-T	E. coli	Ms	+	3
R100, pHA	iss, trat-T	E. coli	Ka	+	3
pIE307		E. coli	Hu	+	13
pIE403		E. coli	Hu	+	13

* Ka = Kaninchen, Hu = Human, Ms = Meerschweinchen

Technik und monoklonaler Antikörper gegen trat-T-Protein Spuren desselben fand. Ein Nachweis der Bedeutung dieses in Spuren vorkommenden Proteins steht noch aus.

Faßt man also die gesicherten Fakten zusammen, so kann man feststellen, daß zweifelsfrei gramnegative Bakterien durch Serum abgetötet werden können. Voraussetzung für den Abtötungsvorgang ist die Aktivierung des Komplementsystems. Diese kann durch Antikörper vermittelt sein oder über den alternativen Reaktionsweg erfolgen. Lysozym ist vor allem für die sich anschließende Lyse verantwortlich. Manche Bakterienstämme, vor allem solche, die aus Blutkulturen gewonnen werden, widerstehen der Abtötung durch Serum. Sie werden als serumresistent bezeichnet.

Wichtige Fragen können aber noch nicht beantwortet werden. Dazu gehört die Definition der bakteriziden Wirkung des Serums bzw. die Quantifizierung der Serumbakterizidie. Unbekannt sind auch die biochemischen Mechanismen der Serumbakterizidie. Es stellt sich auch die Frage, ob die Serumbakterizidie ein einheitlicher Vorgang ist oder ob bei verschiedenen Bakterien unterschiedliche Reaktionswege beteiligt sind. Ähnlich unpräzise ist auch unser Wissen über das Substrat oder die Substrate der Serumresistenz. Da man nicht weiß, was letztendlich die Abtötung der Keime bewirkt, ist bisher der Einfluß von Kapsel-Polysacchariden und dem trat-T-Protein nur spekulativ. Die eigentlichen grundlegenden Fragen müssen demnach erst aufgeklärt werden.

Literatur

[1] Beckerdite-Quagliata, S. et al.: Effects of human and rabbit serum on viability, permeability and envelope lipids of Serratia marcescens. Infect. Immun. 11 (1975), 758–766.

[2] Binns, M. M. et al.: Cloned fragments of the plasmid ColV, I-K94 specifying virulence and serum resistance. Nature 279 (1979), 778–781.

[3] Binns, M. M. et al.: Further characterization of complement resistance conferred on E. coli by the plasmid genes traT of R100 and iss of ColV, I-K94. Infect. Immun. 35 (1982), 654–659.

[4] Bitter-Suermann, D.: Persönliche Mitteilung.

[5] Bjornson, A. B. and J. G. Michael: Biological activities of rabbit immunoglobulin G antibodies to Pseudomonas aeruginosa. Infect. Immun. 2 (1970), 453–461.

[6] Bordet, J.: Les leucocytes et les propriétés du sérum chez les vaccines. Ann. Inst. Pasteur 9 (1895), 462–506.

[7] Carroll, S. F. and R. J. Martinez: Antibacterial peptide from normal rabbit serum. I. Isolation from whole serum, activity, and microbicidal spectrum. Biochemistry 20 (1981), 5973–5981.

[8] Casciato, D. A. et al.: Susceptibility of isolates of Bacteroides to bactericidal capacity of normal human serum. J. Infect. Dis. 140 (1979), 109–113.

[9] Davis, S. D. and R. J. Wedgwood: Kinetics of the bactericidal action of normal serum on gram-negative bacteria. J. Immunol. 95 (1965), 75–79.

[10] Donaldson, D. M. et al.: Interrelationship between serum beta-lysin, lysozyme, and the antibody-complement system in killing Escherichia coli. Infect. Immun. 10 (1974), 657–666.

[11] Eisenstein, B. I. et al.: Penicillin sensitivity and serum resistance are independent attributes of strains of Neisseria gonorrhoeae causing disseminated gonococcal infections. Infect. Immun. 15 (1977), 834–841.

[12] Elgefors, B. and S. Olling: The significance of serum-sensitive bacilli in gram-negative bacteremia. Scand. J. Infect. Dis. 10 (1978), 203–207.

[13] Falkenhagen, U. et al.: Der Einfluß von Plasmiden unterschiedlicher Inkompatibilitätsgruppen auf die Serumsensibilität von E. coli K12. Zbl. Bakt. Hyg. I. Abt. Orig. A 253 (1982), 164–174.

[14] Fierer, J. et al.: A plaque assay on agar for detection of gram-negative bacilli sensitive to complement. J. Immunol. 109 (1972), 1156–1158.

[15] Fierer, J. and F. Finley: Lethal effect of complement and lysozyme on polymyxin-treated, serum-resistant gram-negative bacilli. J. Infect. Dis. 140 (1979), 581–589.
[16] Fietta, A. et al.: Effect of some R factors on the sensitivity of rough enterobacteriaceae to human serum. Infect. Immun. 18 (1977), 278–282.
[17] Glynn, A. A. and C. J. Howard: The sensitivity to complement of strains of Escherichia coli related to their K-antigens. Immunology 18 (1970), 331–346.
[18] Hirsch, J. G.: Comparative bactericidal activities of blood serum and plasma serum. J. Exp. Med. 112 (1960), 15–22.
[19] Joiner, K. A. et al.: Studies on the mechanism of bacterial resistance to complement mediated killing. I. Terminal complement components are deposited and released from S. minnesota S 218 without causing bacterial death. J. Exp. Med. 155 (1982), 797.
[20] Joiner, K. A. et al.: Studies on the mechanism of bacterial resistance to complement mediated killing. II. C8 and C9 release C567 from the surface of S. minnesota S 218 because the terminal complex does not insert into the bacterial outer membrane. J. Exp. Med. 155 (1982), 809.
[21] Loos, M. et al.: Antibody-independent interaction of the first component of complement with gram-negative bacteria. Infect. Immun. 22 (1978), 5–9.
[22] Maaløe, O.: Pathogenic-apathogenic transformation of Salmonella typhimurium. II. Induced change of resistance to complement. Acta Pathol. Microbiol. Scand. 25 (1948), 755–766.
[23] McCabe, W. R. et al.: Escherichia coli in bacteremia: K and O antigens and serum sensitivity of strains from adults and neonates. J. Infect. Dis. 138 (1978), 33–41.
[24] Melching, I. and S. I. Vas: Effects of serum components on gramnegative bacteria during bactericidal reactions. Infect. Immun. 3 (1971), 107–115.
[25] Moll, A. et al.: Plasmid-determined resistance to serum bactericidal activity. II. A major outer membrane protein, TraTp, is responsible for plasmid-specified serum resistance in E. coli. Infect. Immun. 28 (1980), 359–367.
[26] Muschel, L. H. et al.: Bactericidal activity of normal serum against bacterial cultures. I. Activity against Salmonella typhi strains. Proc. Soc. Exp. Biol. Med. 97 (1958), 376–382.
[27] Ogata, R. T. and R. P. Levine: Characterization of complement resistance in E. coli conferred by the antibiotic resistance plasmid R100. J. Immunol. 125 (1980), 1494–1498.
[28] Opferkuch, W.: Unveröffentlichte Befunde.
[29] Reynard, A. M. and M. E. Beck: Plasmid-mediated resistance to the bactericidal effects of normal rabbit serum. Infect. Immun. 14 (1976), 848–850.
[30] Reynard, A. M. et al.: Effects of antibiotic resistance plasmids on the bactericidal activity of normal rabbit serum. Infect. Immun. 19 (1978), 861–866.
[31] Reynolds, B. L. et al.: Interaction of complement components with a serum-resistant strain of S. typhimurium. Infect. Immun. 1 (1975), 944–948.
[32] Roantree, R. J. and L. A. Rantz: A study of the relationship of the normal bactericidal activity of human serum to bacterial infection. J. Clin. Invest. 35 (1960), 82–88.
[33] Robbins, J. B. et al.: The isolation and biochemical activities of rabbit IgM and IgG anti-Salmonella-typhimurium-antibodies. J. Exp. Med. 122 (1965), 385–402.
[34] Schreiber, R. D. et al.: Bactericidal activity of the alternative complement pathway generated from 11 isolated plasma proteins. J. Exp. Med. 149 (1979) 870–882.
[35] Simberkoff, M. S. et al.: Host resistance to Serratia marcescens infection: serum bactericidal activity and phagocytosis by normal blood leukocytes. J. Lab. Clin. Med. 87 (1976) 206–217.
[36] Smith, H. W.: A search for transmissible pathogenic characters in invasive strains of E. coli: the discovery of a plasmid-controlled toxin and a plasmid-controlled lethal character closely associated, or identical with Colicine V. J. Gen. Microbiol. 83 (1974) 95–111.
[37] Sterzl, J. et al.: Development of bactericidal properties against gram-negative organisms in serum of young animals. Folia Microbiol. (Prague) 7 (1962), 162–174.
[38] Taylor, P. W. and C. Hughes: Plasmid carriage and the serum sensitivity of enterobacteria. Infect. Immun. 22 (1978), 10–17.
[39] Taylor, P. W.: Bactericidal and bacteriolytic activity of serum against gramnegative bacteria. Microb. Rev. 47 (1983), 46–83.
[40] Taylor, P. W. and H. P. Kroll: Killing of an encapsulated strain of E. coli by human serum. Infect. Immun. 39 (1983), 122–131.

[41] Vosti, K. L. and E. Randall: Sensitivity of serologically classified strains of E. coli of human origin to the serum bactericidal system. Am. J. Med. Sci. 259 (1970), 114–119.
[42] Wardlaw, A. C.: The complement dependent bacteriolytic activity of normal human serum. J. Exp. Med. 115 (1962), 1231–1248.
[43] Wardlaw, A. C.: The complement dependent bacteriolytic activity of normal human serum. II. Cell wall composition of sensitive and resistant strains. Can. J. Microbiol. 9 (1963), 41–52.
[44] Wright, S. D. and R. P. Levine: How complement kills E. coli. I. Location of the lethal lesion. J. Immunol. 127 (1981), 1146–1151.
[45] Wright, S. D. and R. P. Levine: How complement kills E. coli. II. The apparent two-hit nature of the lethal event. J. Immunol. 127 (1981), 1152–1156.

Diskussion

Brunner, Wuppertal: Zur Wirkung des Komplementsystems auf molekularer Ebene ist, sofern es Erythrozyten anbelangt, relativ viel bekannt, aber über den Mechanismus der Serumresistenz von Bakterien und besonders seine Bedeutung *in vivo* wissen wir noch relativ wenig. Es wäre sicherlich wünschenswert, wenn man serumresistente Bakterien in serumempfindliche verwandeln könnte, und so möchte ich fragen, ob es dazu Befunde gibt und wie man dies vielleicht erreichen könnte?

Opferkuch, Bochum: Der einzig wirklich gesicherte Befund ist der, daß man durch Mutation dieser Bakterien in Rauhformen eine Serumsensibilität erreichen kann. Andere wirklich fundierte Untersuchungen, daß man vielleicht mit Einwirkung von Medikamenten die serumresistenten Stämme zu serumsensiblen Stämmen machen könnte, sind sehr, sehr spärlich. Ich kann hier nur eine interessante Arbeit von Taylor erwähnen, der zeigen konnte, daß durch Behandlung von Bakterien mit Mecillinam serumresistente Stämme serumsensibel wurden. Das ist für meine Begriffe ein sehr wichtiger Befund. Es gibt offensichtlich Betalactamantibiotika oder überhaupt Antibiotika, die das können. Die Untersuchungen vieler Betalactamantibiotika, die ja z. Z. reichlich publiziert werden, haben ergeben, daß es bisher noch keines gibt, das in dieser Hinsicht in der Therapie angewandt wird. Aber es gibt sicherlich oder es wird irgendwelche Präparate geben, die diese Wirkungen haben können.

Bauernfeind, München: Ich möchte Sie fragen, ob sich die Serumempfindlichkeit *in vitro* ändert, und wenn ja, mit welcher Frequenz? Und zum zweiten, wirkt sich die Serumresistenz auf die Empfindlichkeit dieser Stämme gegenüber Antibiotika aus?

Opferkuch, Bochum: Zu Ihrer ersten Frage. Ich habe eine lange Liste von Laborbedingungen, also Experimentalbedingungen gezeigt, die einen Einfluß auf die Serumresistenz oder -sensibilität haben. Das hängt sehr vom Nährmedium ab und von den Wachstumsbedingungen, mit denen sie die Keime züchten. Zur zweiten Frage, ob die Serumresistenz etwas mit der Antibiotikaresistenz zu tun hat, kann man soviel sagen, daß Keime, die aus der Blutkultur gezüchtet wurden, eigentlich meistens viel sensibler sind als die, die man aus irgendwelchen Wunden züchtet. Insofern würde ich sagen, hat Serumresistenz mit Antibiotikaresistenz sicherlich nichts zu tun.

Bauernfeind, München: Darf ich nachfragen: Ist die Änderung der Serumempfindlichkeit zu Resistenz genetisch fixiert auf die weiteren künftigen Generationen des Stammes bezogen, also durch Mutation, und nicht durch Beeinflussung von Milieufaktoren?

Opferkuch, Bochum: Sicherlich können Sie Mutanten herstellen, das ist klar. Aber es ist ja noch nicht ganz klar, ob die Serumresistenz chromosomal fixiert oder Plasmid-codiert ist. Möglicherweise gibt es beides. Insofern ist die Frage nicht mit einem klaren Ja oder Nein zu beantworten.

Gries, Düsseldorf: Gibt es zwischen der Serumbakterizidie und den zellulären Abwehrmechanismen irgendwelche Beziehungen, oder sind sie vollkommen unabhängig. Könnte man sich vorstellen, daß Serumfaktoren die Phagozytose beeinflussen?

Opferkuch, Bochum: Die Serumbakterizidie ist für mich der Zustand, bei dem das Komplementsystem bis zum Ende aktiviert werden kann. Sie ist also sozusagen ein Sonderfall der Komplementaktivierung. Aber es gibt natürlich noch sehr viele Zwischenstufen, bei denen es nur zu einer Aktivierung meinetwegen bis C3 kommt; das sind dann die Komplementaktivierungszustände, die sehr wohl und sehr effektiv etwas mit zellulären Vorgängen zu tun haben, also Phagozytose, Opsonisierung etc. Die äußeren Bedingungen, die zu einer Teilaktivierung des Komplementsystems führen, sind sicherlich sehr viel breiter gestreut als die Möglichkeit, bis zum Ende die ganze Kaskade zu aktivieren und dann eben einen bakteriziden Vorgang auszulösen. In diesem Zusammenhang möchte ich einen Befund erwähnen, den wir erhoben haben. Man neigt dazu, alle Vorgänge als Einbahnstraßen zu betrachten, z. B. eben Serumbakterizidie heißt Abtötung von Keimen. Wir konnten zeigen, daß man mit der Generierung des C5-9-Komplexes an Zelloberflächen – wir haben das mit Schaferythrozyten gemacht, aber machen es jetzt auch mit anderen Antigenen – die Immunantwort supprimieren kann. Wenn man Schaferythrozyten zur Immunisierung nimmt, die keine Komplementkomponenten an ihrer Oberfläche tragen, dann geben sie eine bestimmte Immunantwort. Werden diese Erythrozyten vorher mit dem C5-9-Komplex beladen oder gleichzeitig C5-9-Komplex verabreicht, der an Liposomen gebunden ist, dann ist die Immunantwort, die man damit erreicht, viel geringer. Hier zeigt sich, daß das Komplementsystem – es gibt noch andere Befunde, die C3, die dritte Komplementkomponente, betreffen – irgend etwas mit der Immunregulation zu tun hat. Aber das sind alles Vorgänge, wo wir nur kleine Mosaiksteinchen haben und es sehr schwer fällt, heute schon wirklich ein überzeugendes Gesamtbild zu entwikkeln.

Marget, München: Habe ich Sie richtig verstanden, es gibt also zweierlei Infektionserreger, die einen mit einer Serumresistenz als Sepsiserreger, die anderen als Erreger anderer Infektionen.

Opferkuch, Bochum: Nein, so kann man es nicht sagen. Es ist gut, daß Sie diese Frage so stellen, um hier einer Mißinterpretation vorzubeugen. Natürlich sind viele Keime, die z. B. bei Infektionen des Urogenitaltraktes – also z. B. *E.coli* oder sonstige gramnegative Keime, die aus dem Urogenitaltrakt isoliert werden, auch serumresistent. Ja vor allem, und das konnte man zeigen, solche Keime, die Pyelonephritiden machen und nicht eine einfache Zystitis. Ein serumresistenter Keim kann auch etwas anderes, aber ein serumsensibler Keim wird große Schwierigkeiten haben, eine Sepsis zu verursachen.

Loos, Mainz: Vielleicht noch eine Ergänzung zu der Frage, inwieweit man *in vitro* serumresistente Stämme in serumsensible umwandeln kann. Ich glaube, es besteht kein Zweifel darüber, daß die Serumresistenz durch die Ausstattung des Bakteriums bzw. der Oberfläche des Bakteriums bedingt ist. Andererseits wurde ja gezeigt, daß Lipopolysaccharid, und hier hauptsächlich der Lipid-A-Anteil, wesentlich zur Interaktion mit dem Komplementsystem beiträgt. Lipid A ist durch die Polysaccharideinheiten maskiert. Wir haben Experimente in dieser Richtung durchgeführt und können zeigen, daß ein Wildtyp mit intakten Polysaccharideinheiten serumresistent ist. Entfernt man diese Polysaccharideinheiten durch eine einfache saure Hydrolyse, so blieben diese Bakterien serumsensibel, ähnlich wie die R-Mutante, die den Polysaccharidanteil nicht mehr enthält. Man kann somit serumresistente Bakterien in serumsensible umwandeln, indem man die äußeren Konfigurationen modifiziert und beeinträchtigt.

Opferkuch, Bochum: Ja, man kann hier sicherlich durch Versuchsbedingungen eine Menge Manipulationen hervorrufen, aber was ich eigentlich sagen wollte, war, daß all diese Befunde in ihrer Relevanz zu dem, was sich im Krankheitserreger direkt abspielt, noch recht unklar sind. Ich würde immer davor warnen, diese sehr interessanten Befunde, die wir jetzt mehr und mehr akkumulieren, zu verallgemeinern und daraus schon zu weit gehende Schlußfolgerungen zu ziehen.

Westerhausen, Duisburg: Ich habe zwei Fragen. Einmal, wie hoch ist der Anteil der serumresistenten gramnegativen Keime im Darm? Zweitens, könnte man bei agranulozytotischen Patienten eine mögliche Sepsis vorhersagen, wenn man die gramnegativen Keime testen würde auf ihre Serumempfindlichkeit, also vor der Sepsis?

Opferkuch, Bochum: Zu ihrer ersten Frage, wie hoch der Prozentsatz serumresistenter Keime in der Darmflora ist, muß ich sagen, das weiß ich nicht. Ob man eine Vorausbestimmung einer drohenden Sepsis durch Bestimmung der Serumresistenz machen kann, würde ich sagen nein, denn die Serumresistenz ist sicherlich nur ein Pathogenitätsfaktor unter sehr vielen, und Sie würden hier eben auf einen Faktor sehen und die anderen vernachlässigen.

Nowrousian, Essen: Die erste Frage von Herrn Westerhausen könnte man vielleicht umformulieren und zu einer Antwort kommen. Gibt es über die potentiell-pathogenen Keime, die bei granulozytopenischen Patienten häufig Infektionen machen, wie *E.coli, P.aeruginosa* und Klebsiellen, Befunde, ob diese Keime primär serumresistent sind, und zwar häufiger als die anderen gramnegativen Keime?

Opferkuch, Bochum: Wenn Sie diese Frage so stellen, ist bei den Keimen, die eine Sepsis machen, die Frage mit ja beantwortet, wenn es sich um andere Infektionen handelt, sind mir keine Arbeiten bekannt, die eben gerade die Frage der granulozytopenischen Patienten bearbeitet haben. Man muß feststellen, daß unser Wissen über serumresistente Keime oder überhaupt über Serumbakterizidie in klinischer Hinsicht sehr gering ist. Es gibt nur vereinzelt Studien, die bei irgendwelchen Krankheitszuständen untersucht haben, die nicht gerade z. B. ein septischer Schock sind, bei dem man ja weiß, daß das Komplementsystem versagt, ob es gewisse Zusammenhänge zwischen bestimmten Erkrankungen oder Krankheitsverläufen und einer bakteriziden Leistung des Serums gibt. Es ist noch ein großer weißer Fleck unseres Wissens.

Die Rolle der klassischen Komplement-Komponenten für die Abtötung gramnegativer Bakterien in der Präimmunphase

Michael Loos, Felicitas Clas

Viele gramnegative Bakterien werden abgetötet, wenn man sie mit Serum behandelt. Schon 1889 beschreibt Buchner „Über die bakterientödtende Wirkung des zellfreien Blutserums" ein Phänomen, das nach Hitzeinaktivierung des Serums nicht mehr zu beobachten ist [5]. Für die Abtötung der Bakterien in frischem Serum waren mindestens zwei verschiedene Aktivitäten verantwortlich: ein hitzestabiler (30 Min., 56 °C) Faktor, ursprünglich als sensibilisierende Substanz oder Ambozeptor bezeichnet; dieses Prinzip umfaßt Antikörper der Klasse IgM (Antikörper der Primär-Antwort) und IgG (Antikörper der Sekundär-Antwort); und ein hitzelabiler Faktor, den Buchner (1889) als „Alexin" bezeichnete und den Bordet (1896) „Komplement" nannte.

Das Komplementsystem (C), ein physiologischer Bestandteil des Serums, besteht nach heutiger Kenntnis aus 11 Proteinen des „klassischen" Aktivierungsweges: C1q, C1r, C1s, C4, C2, C3, C5, C6, C7, C8 und C9, aus 3 Proteinen des „alternativen" Aktivierungsweges: B, D und P (Properdin), sowie aus 5 Kontrollproteinen: $C\bar{1}$(Esterase-)Inhibitor ($C\bar{1}$ INH) und C4b-Bindungsprotein (C4Bp) für den klassischen Weg, Faktor I (früher: C3b-Inaktivator), Faktor H (früher: β1H) für den alternativen Weg und Anaphylatoxin-(C3a-)Inaktivator. Diese 19 distinkten Serumproteine sind aus Serum gereinigt und physikochemisch charakterisiert worden. Für einige dieser Proteine ist deren Aminosäurezusammensetzung und -sequenz bekannt [9, 17, 18, 21]. Die dritte Komplementkomponente (C3), der bei den Abwehrvorgängen im Organismus eine zentrale biologische Rolle zukommt, kann sowohl über den klassischen Aktivierungsweg via C1, C4 und C2 als auch über den alternativen Weg via C3b, B, D und P aktiviert werden (Abb. 1).

Bis zu den frühen fünfziger Jahren nahm man an, daß die Komplementkaskade nur durch Vermittlung von Antikörpern ausgelöst werden kann. Pillemer und Mitarbeiter zeigten 1954 jedoch, daß der Antikörper keine Monopolstellung hinsichtlich der C-Aktivierung hat [20]. Sie konnten zeigen, daß durch Inkubation von normalem Human-Serum mit bestimmten mikrobiellen Polysacchariden, wie z. B. dem Hefe-Polysaccharid Zymosan, in Gegenwart von Magnesium ein Verbrauch derjenigen Komplementkomponenten festzustellen war, die in der klassischen Sequenz spät reagieren (C3–C9), während die in der Sequenz früh reagierenden C-Komponenten (C1, C4 und C2) nicht vermindert waren. Sie stellten darüber hinaus fest, daß ein nicht zum Komplement gehörendes Protein an die Partikel gebunden wurde und daß dieses Protein, Properdin genannt, von wesentlicher Bedeutung für die Reaktionssequenz war, die zum Verbrauch der spät reagierenden Komponenten führte. Damit wurde erstmals ein antikörperunabhängiges Abwehrsystem

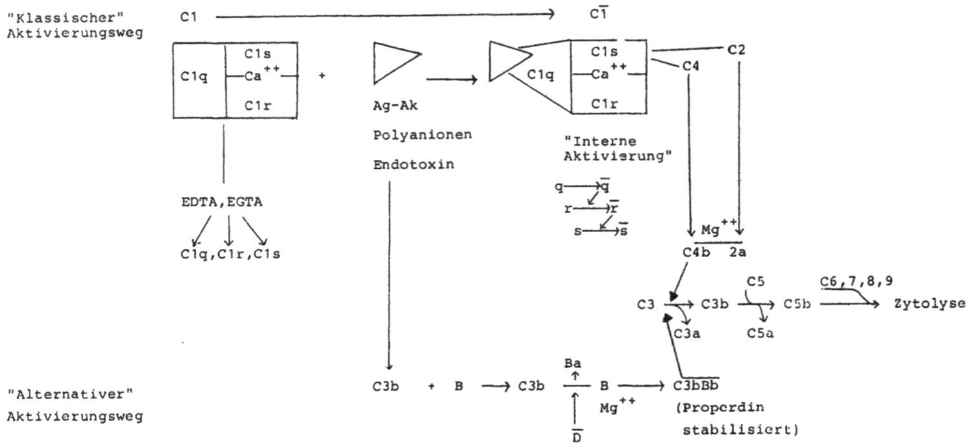

Abb. 1 Aktivierungsmechanismen der Komplementkaskade (Terminologie des Komplementsystems: Bull. WHO (1968) 39, 135; J. Immunol. (1981) 127, 1261–1262).

beim Menschen, das Properdinsystem (der alternative C-Aktivierungsweg), nachgewiesen, welches, wie man heute weiß, aus einer alternativ aktivierenden und einer amplifizierenden Phase, die sich gegen die Oberfläche von Mikroorganismen richtet, zusammensetzt. Diese zunächst stark umstrittenen und angezweifelten Befunde konnten von Gewurz et al. [11] 1968 mit bakteriellen Lipopolysacchariden (LPS) bestätigt werden. Heute kennt man eine Vielzahl von Induktoren des alternativen Weges, wie z. B. Zymosan, LPS gramnegativer Bakterien, Pneumokokkenpolysaccharide, Levane, polyanionische Moleküle etc. [3]. Auffallend hierbei ist, daß es sich vornehmlich um polymere Moleküle mit zum Teil ausgeprägter negativer Ladung handelt.

In den letzten Jahren häuften sich die Hinweise, daß Antikörper auch kein Monopol hinsichtlich der Aktivierung des klassischen, C1-, C4- und C2-abhängigen Aktivierungsweges haben. In dem Ca-abhängigen C1-Makromolekülkomplex kommt dem kollagenähnlichen C1q-Molekül die Funktion der Erkennung zu. Durch die Bindung von C1q wird die sogenannte „intramolekulare" Aktivierung von C1 ausgelöst, die zur Bildung der Serinesterasen C1r und C1s führt. Da C1q mit einem isoelektrischen Punkt von pH 9,2 einen recht basischen Charakter aufweist, ist es nicht überraschend, daß Substanzen mit polyanionischem Charakter als Induktoren der C1-Aktivierung fungieren können. Eine direkte Bindung von C1q wurde nachgewiesen für Polynucleotide, wie z. B. Polyinosinsäure [26], für DNA [1, 19], Carregenin [4], Heparin, Dextransulfat, Polyvinylsulfat, Polyanetholsulfonat (Liquoid®) und Chondroitinsulfat [22] sowie dem C-reaktiven Protein (CRP) [24, 25]. Dinitrophenyliertes Humanserumalbumin (DNP-HSA) und trinitrophenylierte Erythrozyten (E-TNP) binden ebenfalls direkt, abhängig von der DNP- und TNP-Substitution, C1q [14, 15]. Am E-TNP-Modell kann man sehr schön die antikörperunabhängige Aktivierung der Komplementkaskade studieren [15]. Die Hülle verschiedener RNA-Viren, wie z. B. das Moloney-Leukämie-Virus und das Vesicular-Stomatitis-Virus, haben Rezeptoren für C1 [2, 8].

Lipid A, die Lipidkomponente im LPS der gramnegativen Bakterien, besitzt ebenfalls ein starkes C1- und C1q-Bindevermögen. Die Bindung von C1q an LPS wird jedoch maßgeblich von dem Core-Anteil und der Polysaccharidkomponente im LPS beeinflußt [12, 13]. Diese antikörperunabhängige Bindung der ersten Komplementkomponente durch bakterielle Komponenten [16] kann dann von biologischer Bedeutung insbesondere für die Präimmunphase sein, wenn der Nachweis erbracht wird, daß durch eine solche Bindung auch die Aktivierung der klassischen Komplementkaskade an intakten, vermehrungsfähigen Bakterien ausgelöst werden kann und daß die Bakterienzelle hierdurch abgetötet wird.

Die Serumempfindlichkeit der Bakterien wird offensichtlich durch den Aufbau der Zellwand bestimmt. Am Aufbau der Zellwand gramnegativer Bakterien ist im Gegensatz zu grampositiven Bakterien eine Vielzahl von Molekülstrukturen beteiligt, die die Eigenschaft der Bakterienoberfläche bestimmen. Sie können selbst Angriffspunkte für Reaktionsabläufe sein, oder sie verändern die Bakterienoberfläche so, daß bestimmte Reaktionen begünstigt ablaufen können oder verhindert werden. So kann z. B. die Bakterienoberfläche die Stärke der serumbakteriziden Reaktion beeinflussen.

Für die folgenden Untersuchungen wurde neben der Wild- (smooth) Form von *Salmonella minnesota,* die im LPS lange sich wiederholende Zuckerketten (O-Antigene) besitzt, eine Palette von LPS-Mutantenstämmen ohne O-Antigene, die sogenannten R-(rough) Formen, verwendet. Die Core-Region dieser R-Formen ist mehr oder weniger defekt. Diese Stämme werden mit Ra, Rb, Rc, Rd_1, Rd_2 und Re bezeichnet (s. Tab. 3). Während der Ra-Mutante nur die O-Polysaccharide fehlen, endet das LPS der R-Mutante mit dem stärksten Core-Defekt (RE-Form) bereits mit einem Trisaccharid von 2-Keto-3-desoxyoctanat (KDO) [10]. S- und R-Stämme unterscheiden sich stark in ihren Oberflächeneigenschaften. So sind beispielsweise bei den R-Formen neben den Basalstrukturen der Lipopolysaccharide auch Lipid A, Lipoprotein und Membranproteine exponiert. Außerdem hat die Mutantenoberfläche einen hydrophoberen Charakter als die S-Form. Die verschiedene Beschaffenheit der Bakterienoberfläche könnte somit auch bei der Serumbakterizidie eine Rolle spielen.

Abtötung von Salmonella-minnesota-S- und -R-Formen in Meerschweinchen- und Humanseren

Zunächst wurde die Serumsensibilität des Wildtyps (S-Form), dessen LPS aus Lipid A, der Core-Region und sich wiederholenden Oligosaccharideinheiten („O-Antigene") besteht, und der Mutante mit dem am stärksten ausgeprägten Core-Defekt (Re-Form oder Stamm R595) getestet. Das LPS dieser Rauhform besteht nur aus Lipid A und einem Trisaccharid von KDO und enthält keine Heptose (Formeln siehe Tab. 3). Die Sensibilitätsteste wurden auf gleiche Weise mit allen anderen R-Formen von *Salmonella minnesota* (Ra, Rb, Rc, Rd_1, Rd_2) durchgeführt. Da die Ergebnisse mit denen, die für die Re-Form erhalten wurden, übereinstimmten, sollen hier zunächst der Übersichtlichkeit halber die Untersuchungen der beiden Extrema S- und Re-Form gegenübergestellt werden.

Hierzu wurden 1×10^3 Bakterien in verschiedenen Konzentrationen von Meerschweinchenserum (0 bis 60%) in Thioglykolat-haltigem Kulturmedium 1 Stunde bei 37 °C inkubiert. Die überlebenden Bakterien wurden auf Oberflächenkulturen bestimmt (Abb. 2). Beide Bakterienformen, sowohl die S- als auch die Re-Form, waren serumsensibel und wurden bereits bei einer Serumkonzentration von 10% im Reaktionsansatz abgetötet, im Gegensatz zu serumfreien Kontrollen und in Proben mit hitzeinaktiviertem Serum.

Zum anderen, in C4-defekten Meerschweinchenseren (MS) und in MS, denen durch 0,02M EGTA-Mg^{++} selektiv Kalzium entzogen worden war, ist durch das Fehlen von C4 bzw. Ca^{++} die Komplementaktivierung über den klassischen Weg blockiert, so daß nur noch der alternative Aktivierungsweg möglich ist. In diesen Reaktionsansätzen ist der serumbakterizide Effekt besonders gegenüber der Re-Form schwächer. Völlige Abtötung wurde bei hohen Konzentrationen von Meerschweinchenserum erst nach 4 bis 5 Stunden bei 37 °C erreicht (Abb. 2).

Obwohl in normalen, 1:10 verdünnten Seren das gesamte Inokulum abgetötet wird, findet bei dieser Verdünnung von Ca^{++}-freien oder C4-defekten Meerschweinchenseren kaum noch Abtötung statt. Bei dieser Serumkonzentration ist der alternative Komplementaktivierungsweg weitgehend ausgeschaltet. Damit ist sichergestellt, daß in Reaktionsansätzen mit einem Serumgehalt von 10% die Komplementkaskade nur über den klassischen Weg aktiviert werden kann. Ein Vergleich der Normalserum-Kontrolle mit

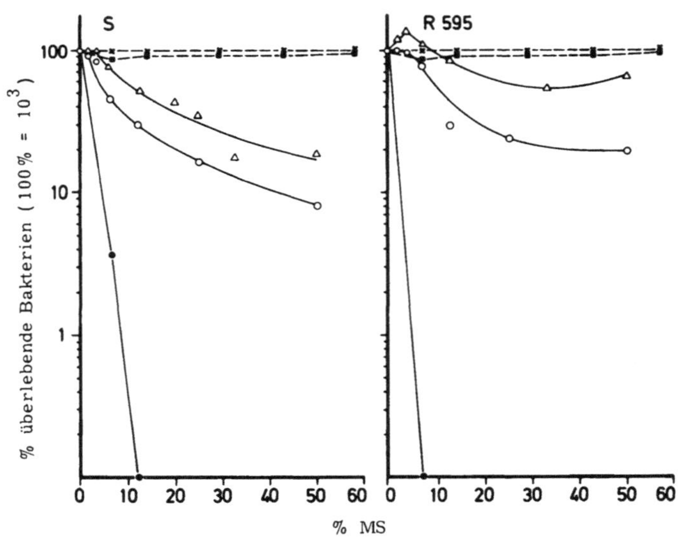

Abb. 2 Bakterizide Aktivität von Meerschweinchenserum (MS) in Abhängigkeit der Serumkonzentration gegen die S-Form (links) und die Re-Form (rechts) von *S. minnesota*. 10^3 Bakterien/ml wurden mit verschiedenen Konzentrationen von MS (●—●), C4-defektem MS (○—○), MS mit 0,02 M EGTA-Mg^{++} (△—△) oder hitzeinaktiviertem MS (■—■) 1 h bei 37 °C inkubiert. Danach wurden die Reaktionsansätze 18 Stunden bei 37 °C auf Agarplatten kultiviert. Die gewachsenen Kolonien wurden gezählt und die Anzahl der Kolonien mit denen der pufferbehandelten Kontrollen verglichen (×—×; 100%) (aus Clas and Loos [6]).

den Ca^{++}- bzw. C4-freien Serumproben zeigt, daß für eine effektive Abtötung der Bakterien beide Aktivierungswege funktionstüchtig sind. Da der alternative Weg in 1:10 verdünntem Serum weitgehend ausgeschaltet wird, erscheint eine solche Verdünnung geeignet, um die Beteiligung der klassischen Komplementkaskade bei der serumvermittelten Abtötung zu untersuchen.

Verbrauch von Komplementkomponenten nach Absorption des konzentrierten Meerschweinchenserums bei 37 °C

Um den Verbrauch der Komplementkomponenten C1–C9 durch Bakterien unter physiologischen Bedingungen im Serum zu testen, wurde 1 ml konzentriertes Meerschweinchenserum mit 2×10^8 Bakterien eine Stunde bei 37 °C inkubiert. Die Reaktionsansätze wurden abzentrifugiert und die Anzahl der Komplementmoleküle der einzelnen Komponenten im hämolytischen Test bestimmt. Die Differenz der im Überstand verbliebenen Komplementmoleküle im Vergleich zu den unbehandelten Normalserumkontrollen wurde als Verbrauch von Komplementkomponenten auf die Zahl der eingesetzten Bakterien umgerechnet. Die Ergebnisse sind in Tabelle 1 zusammengestellt.

Tab. 1 Verbrauch der Komplementkomponente C1–C9 im konzentrierten Meerschweinchenserum durch Absorption mit *S. minnesota*-S- und -Re-Formen (1 Stunde, 37 °C; Mol/Bakt. = gebundene C-Moleküle pro Bakterium)

	Komplement-Verbrauch	
Komplement-Komponente	S-Form (Mol/Bakt.)	Re-Form (Mol/Bakt.)
C1	5	1187
C4	206	1341
C2	5	134
C3	153	150
C5	633	479
C6	262	159
C7	323	32
C8	352	199
C9	254	130

Die Ergebnisse zeigen einen wesentlich höheren Verbrauch der klassischen Komplementkomponenten (C1, C4, C2) durch die Re-Form. Die S-Form absorbiert lediglich $^1/_{12}$ des von der Re-Form gebundenen C1 auf reversible Weise, d. h. nach Waschen des Sediments der S-Form-Bakterien wurde das absorbierte C1 wieder abgespalten und konnte, nachdem die Zellen abzentrifugiert worden waren, im Überstand wiedergefunden werden. Bei der Interaktion der spät reagierenden Komplementkomponenten (C3–C9) mit den Bakterien konnten demgegenüber keine auffälligen Unterschiede zwischen S- und Re-Form gemessen werden.

Bakterizide Aktivität von Human- und Meerschweinchenseren mit selektiven Komplementdefekten

Für die bakterizide Wirkung von normalem Serum sind alle Komplementkomponenten, die zur Aktivierung des klassischen Weges gehören, erforderlich. Fehlt eine Komponente, sei es C1q, C1r, Ca^{++}, C2 oder C4, so wachsen die Bakterien. Durch die Zugabe des fehlenden Faktors läßt sich die bakterizide Aktivität wieder vollständig herstellen. Abbildung 3 zeigt die Kinetiken, die für C1q-defektes Serum vor und nach Zugabe von gereinigtem C1q erhalten wurden. Die Ergebnisse mit den anderen Defektseren sind in der Tabelle 2 zusammengefaßt. Die komplettierten Seren haben eine leicht geringere bakterizide Aktivität. Diese Ergebnisse deuten auf eine Abhängigkeit der serumbakteriziden Reaktion von C1 (C1q, C1r, Ca^{++}), C2 und C4, d. h. von der klassischen Komplementkaskade, hin.

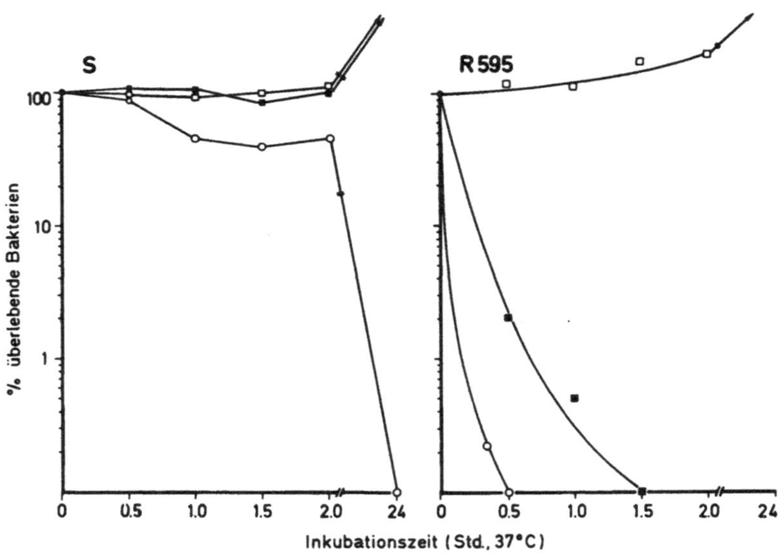

Abb. 3 Bakterizide Aktivität von 10% normalem Humanserum (○—○) und 10%igem Humanserum mit einem selektiven kompletten C1q-Defekt vor (□—□) und nach (■—■) Zugabe von gereinigtem C1q (6,5 × 10^{10} effektive Moleküle pro ml) gegen S-Form (links) und Re-Form (rechts) von *S. minnesota*. Pufferbehandelte Bakterien dienten als 100%-Kontrolle (aus Clas and Loos [6]).

Tab. 2 Abtötung der serumsensiblen Re-Form von *S. minnesota* in verschiedenen Defektseren vor und nach Zugabe des fehlenden Faktors

A: Humanseren

Inkubationszeit bei 37 °C (h)	C1-freies HS	+ C1	C1r-defektes HS	+ C 1r	C2-defektes HS	+ C2	Kontrolle
0	1110	1556	1330	1160	1046	1016	1082
0,5	1032	1298	1279	23	1018	221	83
1	1361	863	1338	0	1078	16	8
1,5	ND[a]	ND	ND	ND	1339	4	0
2	1930	369	1640	0	∞	0	0

B: Meerschweinchenseren

Inkubationszeit bei 37 °C (h)	Ca^{++}-freies MS	+ Ca^{++}	C4-defektes MS	+ C4	Kontrolle MS
0	1158	1107	806	974	890
0,5	1218	1078	1052	622	54
1	1577	975	1424	558	6
1,5	1485	661	ND	ND	0
2	1682	487	2391	453	0
4	∞	185	3980	88	0

[a] ND = nicht durchgeführt

Untersuchungen zur Beteiligung von Antikörpern bei der Abtötung der Bakterien im Serum

Beteiligung von Antikörpern an der bakteriziden Wirkung von Normalserum

Die Beteiligung von Antikörpern wurde zunächst mit käuflich erworbenen, spezifischen Antiseren getestet, die gegen die „O-Antigene" gerichtet sind. *Salmonella minnesota* konnte durch Agglutination der Gruppe 0-21 zugeordnet werden. Für die folgenden Experimente wurden 10^8 Bakterien mit 100 µl Anti-0-21 oder mit der daraus isolierten IgG-Fraktion 30 Minuten bei 30 °C vorinkubiert und dann mit 1:10 verdünnten Seren versetzt (Human- bzw. Meerschweinchenserum). Diese Vorbehandlungen beeinflußten jedoch die Abtötungsraten von beiden Bakterienformen nicht.

Abtötung der Bakterien in spezifischen Immunseren

Um in einer zweiten Testreihe die Wirkung von Antikörpern auf S- und Re-Form von *Salmonella minnesota* auf vergleichbare Weise testen zu können, wurden jeweils zwei Meerschweinchen mit hitzeinaktivierten Bakterien immunisiert. Die durch Herzpunktion erhaltenen Antiseren wurden 1:10 verdünnt und auf ihre bakterizide Wirkung getestet. In diesen Reaktionsansätzen dienten die aus den Meerschweinchen gewonnenen Antiseren als Quelle sowohl für Komplementkomponenten als auch für Antikörper. Zur Kontrolle wurde normales Meerschweinchenserum eingesetzt.

In dem Immunserum war nur eine leicht beschleunigte Abtötungsrate der Re-Form festzustellen. In den Antiseren, die gegen die S-Form gerichtet waren, konnte keine bakterizide Aktivität nachgewiesen werden. Messungen der Gesamtkomplementaktivität (CH50-Test) der Immunseren ergaben eine Erniedrigung um 52% im Anti-Re-Serum und eine Erniedrigung um 79% in dem Antiserum, das gegen die S-Form gerichtet war. Diese stark reduzierte Komplementaktivität, für deren Ursache z. Zt. keine Erklärung gegeben werden kann, reicht offensichtlich jedoch nicht aus, um die S-Form abzutöten.

Abtötung der Bakterien in einem agammaglobulinämischen Patientenserum

In der dritten Gruppe von Experimenten wurde Serum von einem agammaglobulinämischen Patienten auf seine bakterizide Wirkung überprüft. Von diesem Patientenserum sind folgende Daten bekannt: IgA = 0, IgM = 0, IgG = 25 mg%, C1q-Titer = $6{,}7 \times 10^{12}$ effektive Moleküle. Der normale IgG-Spiegel beträgt 1000–1200 mg%. Der C1q-Titer wird mit 2×10^{13} effektive Moleküle angegeben. Die fehlenden Antikörper sollten in einigen Proben durch Zugabe von Anti-0-21 ersetzt werden. Die Re-Form wurde in den Proben mit normalem Humanserum, antikörperdefektem HS mit und ohne Anti-0-21 gleich schnell abgetötet.

Gegen die S-Form hatte nur NHS eine bakterizide Wirkung im Gegensatz zum agammaglobulinämischen Serum, das auch nach Zugabe spezifischer Antikörper keine abtötenden Eigenschaften hatte. Dies kann allerdings auch auf den stark erniedrigten C1q-Gehalt des Patientenserums zurückgeführt werden. Somit ist zumindest die komplementvermittelte Abtötung der Re-Form antikörperunabhängig.

$C\bar{1}$/C1q-Bindevermögen der R-Formen von Salmonella minnesota

$C\bar{1}$/C1q-Binde- und -Transferexperimente [23] wurden auf gleiche Weise mit der gesamten Palette der R-Formen von *S. minnesota* (Ra, Rb, Rc, Rd_1, Rd_2, Re) durchgeführt. Die Ergebnisse sind in Tabelle 3 den verschiedenen LPS-Strukturen dieser Mutanten gegenübergestellt.

Tab. 3 Nachweis von C1 und C1q, das bei physiologischer Ionenstärke von S-, Ra-, Rb-, Rc-, Rd_1-, Rd_2- und Re-Formen von *S. minnesota* absorbiert wurde (rechts). Links sind die LPS-Strukturen [10] der entsprechenden Bakterienstämme dargestellt

LPS-Mutanten von *Salmonella minnesota*		Bindung bei 15mS (%) C1	C1q
S	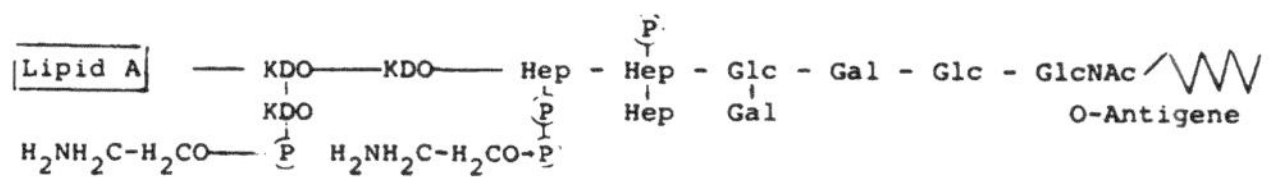	3	5
Ra	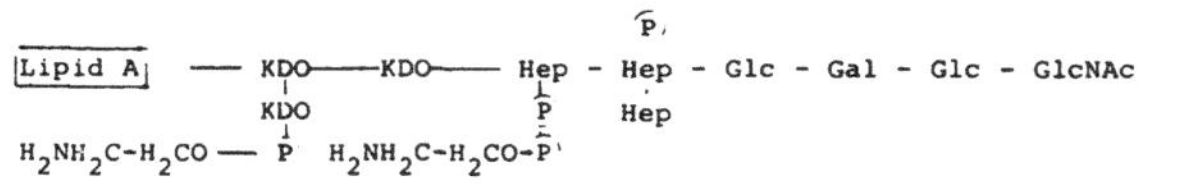	79	11
Rb	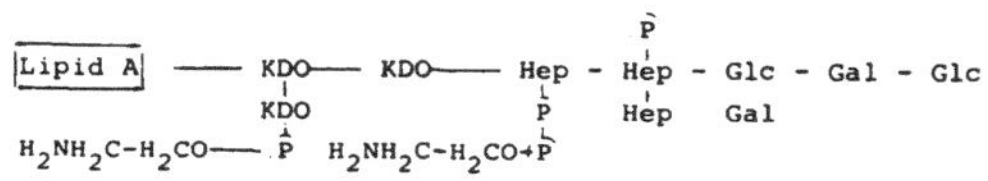	72	19
Rc	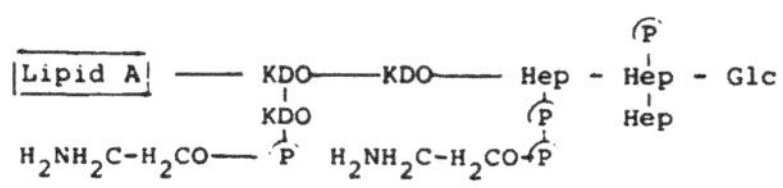	70	12
Rd_1	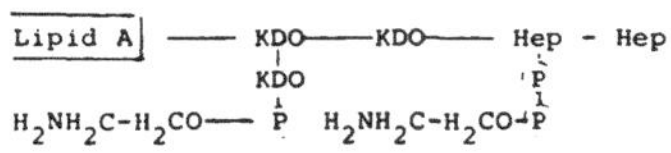	83	88
Rd_2	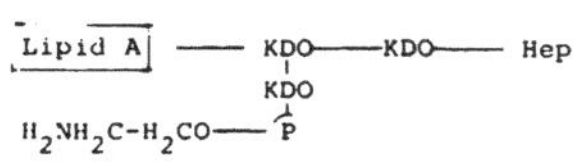	84	89
Re	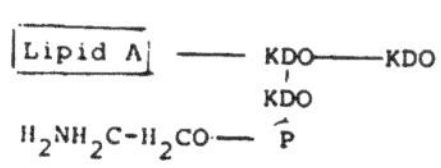	90	94

100% entsprechen ca. 2000 Mol./Bakt.

Die S-Form bindet sowohl C1q als auch $C\bar{1}$ transferierbar, d. h. bei physiologischer Ionenstärke von 15 mS wird das gesamte C1/C1q, das bei 6,5 mS gebunden worden war, wieder abgespalten. Ebenso wird C1q von den Ra-, Rb- und Rc-Formen transferierbar gebunden. Makromolekulares $C\bar{1}$ wird dagegen irreversibel von allen R-Formen absorbiert. Diese feste $C\bar{1}$-Bindung kann demnach nicht durch die Unterkomponente C1q bedingt sein, vielmehr muß hier noch ein zusätzlicher Bindemechanismus vorliegen. Eine besonders hohe Affinität zu $C\bar{1}$ und C1q besitzen die Rd- und Re-Formen. C1q und $C\bar{1}$ werden auf nicht transferierbare Weise von diesen Bakterien gebunden.

Interaktionen der gereinigten klassischen Komplementkomponenten mit Bakterien

Es sollte nun versucht werden, die klassische Komplementsequenz an der Bakterienoberfläche aufzubauen. Dazu wurden unbehandelte Bakterien (B) und mit $C\bar{1}$, $C\bar{1}$ und C4 oder $C\bar{1}$, C4 und C2 vorbehandelte Bakterien (B-$C\bar{1}$, B-$C\bar{1}$,4, B-$C\bar{1}$,4,2) auf den C4-, C2- und C3-Umsatz getestet.

Von den unbehandelten Bakterien wurde lediglich $C\bar{1}$ in den vorher beschriebenen Ausmaßen absorbiert. B-$C\bar{1}$ hatte einen fast vollständigen (99%) C4-Umsatz zur Folge, was für die esterolytische Aktivität des bakteriengebundenen $C\bar{1}$ spricht. C2 wurde dagegen weder von B-$C\bar{1}$ noch von B-$C\bar{1}$,C4 gespalten (Tab. 4). Dieser Befund steht im Gegensatz zu dem im Serum gemessenen Verbrauch von C2 durch die R-Form. Offensichtlich wird für den C2-Umsatz ein zusätzlicher Serumfaktor benötigt. Verwendet man nämlich EDTA-Serum als Quelle für C4, so ist ein deutlicher Verbrauch von C2 festzustellen. Um diesen Faktor (Faktor X) näher zu charakterisieren, wurde Serum über ein Molekularsieb (Sephadex G-200) fraktioniert. Das Protein, das den Komplementsequenzaufbau an der Bakterienmembran ermöglichte, war im Ausschlußpeak der Säule zu finden. Es bindet sich *nur* zusammen mit gereinigtem C4 an die Bakterienmembranen der S- und R-Formen. In Abwesenheit von C4 kann dieser Faktor durch Waschen aus dem Reaktionsansatz entfernt werden. Die Anlagerung dieses Faktors ist von dem pH-Wert (pH 5–9) und der Ionenstärke (bis 50 mS) unabhängig. Außerdem ist er durch Hitzebehandlung (30 min, 56 °C) inaktivierbar. Er ist nicht mit Anti-Immunglobulin-Antikörpern blockierbar und reagiert nicht mit C1. Seine Wirkung ist weder durch IgM oder IgG noch durch Lipoproteine oder Makroglobuline zu ersetzen. Daher kann man ausschließen, daß es sich bei diesem Faktor um einen Antikörper handelt. Er ist ein β-Globulin mit einem Molekulargewicht von 210 000 und einem isoelektrischen Punkt von pH 6,0. Er wird durch Trichloressigsäure inaktiviert und durch Ammoniumsulfat (40–75%) ausgefällt. Da er durch Behandlung mit α-Glukosidase seine Funktion verliert, ist er als ein Glykoprotein zu bezeichnen.

Tab. 4 Aufbau der klassischen Komplementsequenz an der Bakterienmembran (Re-Form) mit gereinigten Komplementkomponenten

Bakterien	umzusetzende C-Komponente	% Verbrauch
B	C1	90
	C4	0
	C2	0
B-C1	C4	99
	C2	0
B-C1,4	C2	0
B-C1,4 (Serum)[a]	C2	94

[a] C4 wurde aus EDTA-behandeltem Serum angelagert.

Zusammenfassung

Aufgrund der vorliegenden Untersuchungen mit S- und R-Formen von *Salmonella minnesota* scheint die C1-Bindung an die Bakterien eine der Initialreaktionen bei der serumvermittelten Abtötung zu sein. Da diese C1-Bindung direkt erfolgt und damit keine spezifischen Antikörper erforderlich sind, ist sie die Voraussetzung für die Aktivierung eines unspezifischen Abwehrmechanismus. Von dieser „natürlichen" Abwehr sind in erster Linie die Bakterienformen betroffen, die C1 unter physiologischen Bedingungen mit hoher Affinität an ihrer Oberfläche absorbieren und aktivieren können. Diese Voraussetzungen sind offensichtlich nur bei serumsensiblen gramnegativen Bakterien (vorwiegend R-Formen) erfüllt. Die R-Formen haben eine hohe Bindekapazität für C1. Sie absorbieren ca. 2000 $C\bar{1}$-Moleküle pro Bakterium mit hoher Affinität, so daß dieses $C\bar{1}$ auch bei physiologischer Ionenstärke irreversibel an die Zellen gebunden bleibt. Diese Bindung des nicht dissoziierbaren C1 ist wahrscheinlich durch einen anderen C1-Bindemechanismus bedingt, bei dem neben C1q noch eine weitere Komponente an der C1-Bindung beteiligt ist. Die S-Formen haben dagegen bei physiologischer Ionenstärke keine Affinität zu C1, was möglicherweise ihre Serumresistenz verursacht.

Die C1q-Bindungsstärke nimmt mit dem Grad des Core-Defektes der Rauh-Mutanten ($Ra<Rb<Rc<Rd_1<Rd_2<Re$) zu. Dies spricht dafür, daß nicht nur LPS als direkter Bindungspartner von C1q fungiert, sondern daß weitere Membrankomponenten an der Bindung beteiligt sind. Die LPS-Dichte bzw. die LPS-Kettenlänge könnte sogar dafür maßgebend sein, ob bestimmte Strukturen auf der Bakterienoberfläche für C1/C1q zugänglich sind. Mit der Bindung und Aktivierung von C1 ist der effektive Ablauf der

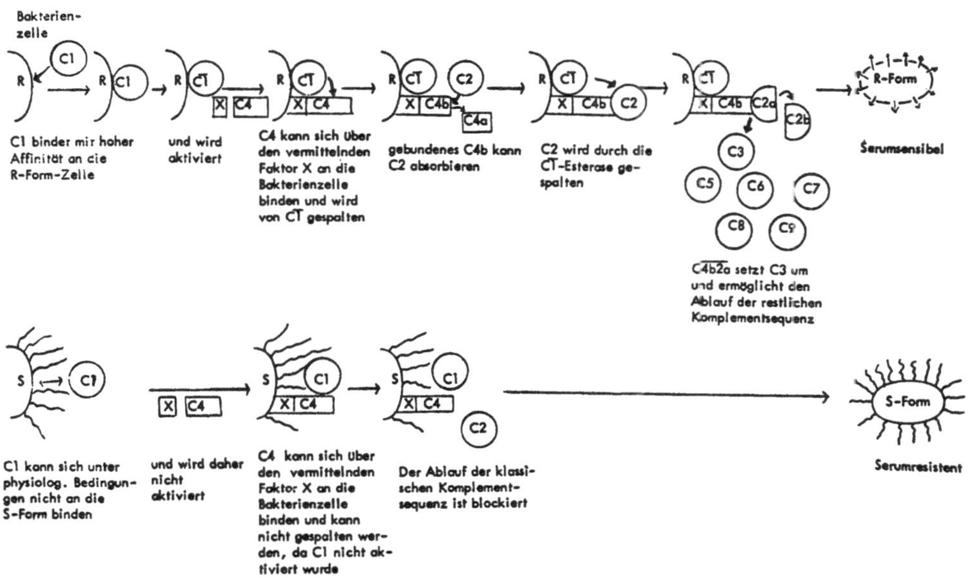

Abb. 4 Modellvorstellung zur antikörperunabhängigen Abtötung von serumsensiblen gramnegativen Bakterien.

klassischen Komplementsequenz im Serum gewährleistet. C4 kann zwar in der flüssigen Phase von C1 gespalten werden, jedoch ist für die Bindung des Spaltfragments C4b an die Bakterienoberfläche eine weitere Serumkomponente (Faktor X) erforderlich, der diese C4-Bindung vermittelt. Das über den Faktor X gebundene C4b kann nun als Rezeptor für C2 fungieren. Lediglich gebundenes C2 kann durch die $C\bar{1}$-Esterase in C2a und C2b gespalten werden. Das aus den Spaltprodukten $C\overline{4b2a}$ gebildete Enzym ist nun in der Lage, C3 umzusetzen, und ermöglicht damit den Ablauf der restlichen Komplementsequenz. Die Aktivierung der frühen Komplementkomponenten ist somit für die Bildung des membranzerstörenden Komplexes der spät reagierenden Komponenten verantwortlich. Die komplementvermittelte Zerstörung der äußeren Membran kommt wahrscheinlich durch die Einlagerung der Polypeptidketten von C8 und C9 zustande, was zu einer Desorientierung in der Lipiddoppelschicht der äußeren Membran führt. Dadurch entstehen Poren, die das Funktionieren der äußeren Membran als Molekularsieb unmöglich machen, so daß auch größere Moleküle (MG 600 Dalton) in den periplasmatischen Raum eindringen können. Hierbei spielen möglicherweise hydrolytische Enzyme, wie z. B. Lysozym, eine besondere Rolle. Lysozym kommt in fast allen Körperflüssigkeiten vor und spaltet das Mureinrückgrat der formgebenden Peptidoglykanschicht. Auf diese Weise entstehen Sphäroplasten, die nicht mehr vermehrungsfähig und gegenüber osmotischem Druck instabil sind. Dieses Modell ist im folgenden Schema (Abb. 4) dargestellt.

Literatur

[1] Agnello, V. et al.: Precipitin reactions of the C1q component of complement with aggregated globulin and immune complexes in gel diffusion. Immunology 19 (1970) 909–919.

[2] Bartholomew, R. M. et al.: Lysis of oncorna-viruses by human serum. Isolation of the viral complement (C1) receptor and identification as p15E. J. Exp. Med. 147 (1978) 844–853.

[3] Bitter, Suermann et al.: Activation of the alternative pathway of complement: efficient fluid-phase amplification by blockade of the regulatory complement protein β1H through sulfated polyanions. Eur. J. Immunol. 11 (1981) 291–295.

[4] Borsos, T. et al.: The interaction between carrageenan and the first component of complement. J. Immunol. 94 (1965) 662–666.

[5] Buchner, H.: Über die bakterientödtende Wirkung des zellfreien Blutserums. Zbl. Bakt. 5 (1889) 817–823.

[6] Clas, F. and M. Loos: Killing of the S- and Re-forms of S. minnesota via the classical pathway of complement activation in guinea pig and human sera. Immunology 40 (1980) 547–556.

[7] Clas, F. and M. Loos: Antibody-independent binding of the first component of complement (C1) and its subcomponent C1q to the S and R forms of salmonella minnesota. Infect. Immun. 31 (1981) 1138–1144.

[8] Cooper et al.: Lysis of RNA tumor viruses by human serum: direct antibody-independent triggering of the classical complement pathway. J. Exp. Med. 144 (1976) 970–984.

[9] Forthergill, J. E. and W. H. K. Anderson: A molecular approach to the complement system. Curr. Top. Cell Regul. 13 (1978) 259–311.

[10] Galanos, C. et al.: Newer aspects of the chemistry and the biology of bacterial lipopolysaccharides, with special reference of their lipid A component. Biochemistry of Lipids II, 14 (1977) 239–335.

[11] Gewurz, H. et al.: Interactions of the complement system with endotoxic lipopolysaccharide: consumption of each of six terminal complement components. J. Exp. Med. 128 (1968) 1049–1057.

[12] Loos, M. et al.: Detection of endotoxin on commercial L-asparaginase preparations by complement fixation and separation by chromatography. Cancer Res. 32 (1972) 2292–2296.

[13] Loos, M. et al.: Interaction of the first (C1), the second (C2) and the fourth (C4) component of

complement with different preparations of bacterial lipopolysaccharides and with lipid A. J. Immunol. 112 (1974) 935–940.
[14] Loos, M. and W. König: Interaction of DNP-antigens with the first component of complement (C1). J. Immunol. 118 (1977) 223.
[15] Loos, M. and Thesen, R.: Trinitrophenylated red cells (E-TNP) as a model for antibody-independent activation of the complement system via the classical pathway. J. Immunol. 121 (1978) 24–28.
[16] Loos, M. et al.: Antibody-independent interaction of the first component of complement with gram-negative bacteria. Infect. Immun. 22 (1978) 5–9.
[17] Loos, M.: The classical complement pathway: Mechanism of activation of the first component by antigen-antibody complexes. Progr. Allergy 30 (1982) 135–192.
[18] Müller-Eberhard, H. J. and R. D. Schreiber: Molecular biology and chemistry of the alternative pathway of complement. Adv. Immunol. 9 (1980) 1–53.
[19] Peltier, A. P. et al.: In vitro study of a reaction between the complement system and cellular DNA. Immunology 35 (1978) 779–784.
[20] Pillemer, L. et al.: The properdin system and immunity. I. Demonstration and isolation of a new serum protein, properdin, and its role in immune phenomena. Science 120 (1954) 279.
[21] Porter, R. R. and K. B. M. Reid: Activation of the complement system by antibody-antigen complexes: The classical pathway. Adv. Prot. Chem. 33 (1979) 1–71.
[22] Raepple, E. et al.: Mode of interaction of different polyanions with the first (C1, C1), the second (C2) and the fourth (C4) component of complement. I. Effect on fluid phase C1 and on C1 bound to EA or to EAC4. Immunochem. 13 (1976) 251–255.
[23] Rapp, H. J. and T. Borsos: Molecular basis of complement action. Appleton-Century-Crofts, New York (1970).
[24] Rent, R. et al.: C activation by interaction of polyanions and polycations. I. Heparin-protamine induced consumption of complement. J. Immunol. 114 (1975) 120–124.
[25] Siegel, J. et al.: Interaction of C-reactive protein (CRP) and C1 (Abstract). Fed. Proc. 35 (1976) 493.
[26] Yachnin, S. et al.: Biological properties of polynucleotides. V. Studies on the inhibition of the first component of complement by polyinosinic acid; the interaction with C1q. J. Immunol. 93 (1964) 542–548.

Diskussion

Brunner, Wuppertal: Im Serum sind die Konzentrationen der Komplementkomponenten hoch genug, um zu einer Abtötung von Bakterien zu führen. Im Gewebe gibt es ja auch Komplementkomponenten. Sind dort die Konzentrationen hoch genug, so daß eine antikörperunabhängige Abtötung von Bakterien auch dort möglich ist? Als zweite Frage: Kommt der Faktor, den Sie im Serum nachweisen können, auch in anderen Körperflüssigkeiten vor?

Loos, Mainz: Zunächst zur zweiten Frage: Wir haben keinerlei Hinweise, ob dieser Faktor in anderen Körperflüssigkeiten vorkommt. Aber da Serumproteine in anderen Körperflüssigkeiten nachzuweisen sind, ist anzunehmen, daß dieser Faktor ebenfalls dort vorkommen kann. Zur ersten Frage, inwieweit die Komplementkonzentrationen in Serum und Geweben vergleichbar sind, haben wir selbst keine detaillierten Studien gemacht. Wir haben lediglich in Zusammenarbeit mit der Hautklinik versucht, z. B. in Flüssigkeiten von Hautbläschen Komplementkomponenten nachzuweisen. Hier haben wir festgestellt, daß in der Bläschenflüssigkeit die meisten Komplementkomponenten etwa $^1/_{10}$ der Konzentration von Serumkomplement darstellen, wobei überraschenderweise die Konzentration von C3 mit der Serumkonzentration von C3 übereingestimmt hat. Durch Eindringen der Bakterien in Gewebe kommt es ja zu entzündlichen Reaktionen mit Infiltration von Makrophagen. Makrophagen kommen als Syntheseort aller Komplementkomponenten in Frage, d. h. sowohl der klassischen als auch der alternativen Komplementkomponenten. So geht mit der entzündlich ausgelösten Attraktion der Makrophagen möglicherweise auch eine Konzentrationssteigerung der Komplementkomponenten in diesem Gewebebereich einher.

Opferkuch, Bochum: Sie haben mich jetzt zum Schluß ein bißchen verwirrt. Mike Frank und K. A. Joiner haben praktisch mit den gleichen Keimen gearbeitet wie Sie – mit *Salmonella minnesota.* Sie haben die Vorgänge bei Glattformen so dargestellt: weil C1 nicht aktiviert wird, passiert anschließend nichts. Aber durch diese Arbeiten von Joiner wurde doch gezeigt, daß große Mengen von C3, C5, C7 von den serumresistenten Glattformen aktiviert und auch an den Bakterien abgelagert werden. Vielleicht sollte man das doch ein bißchen zurechtrücken.

Loos, Mainz: Zurechtzurücken brauche ich es an und für sich nicht, denn ich habe mich vor einem Monat in Washington mit Herrn Joiner unterhalten, und er hat voll die Befunde, die wir über den klassischen Weg erheben, bestätigt. Die Befunde sind auch von anderen Arbeitsgruppen bestätigt worden. Er sagte mir, daß auch bei der S-Form C3–C9 abgelagert werden, aber daß diese Ablagerung von C3–C9 nicht ausreichend ist, um die Bakterien abzutöten. Ich war überrascht, als er mir sagte, wenn diese Bakterien mit Antikörpern vorinkubiert werden und die Antikörper an die Bakterien stark gebunden sind, dann kommt es zu einer Abtötung dieser Bakterien durch C5–C9. Er sagte nicht, daß die Antikörperbindung einen direkten Einfluß auf C5–C9 hat, sondern seine Interpretation geht im Augenblick dahin, daß durch Bindung der Antikörper an die Bakterienmembran eine Konformation entsteht, die die Insertion des C5–C9-Komplexes so ermöglicht, daß hier eine Lyse stattfindet. Insofern würde ich keinen Zweifel haben, daß Bakterien C1 binden und aktivieren und so eine Abtötung über den klassischen Weg erfolgen kann. Der Mechanismus der Aktivierung des alternativen Weges und eine hiermit verbundene Bakterizidie ist bisher nicht ganz geklärt, wie auch Arbeiten von Esser z. B. mit Untersuchungen über Gonokokken und Insertionen von C5–C9-Komplex zeigen.

Opferkuch, Bochum: Dieses Problem ist doch sehr vielschichtig, und wir müssen wohl auch bei allen Untersuchungen die Frage stellen, ob das ein allgemeines Prinzip oder ein Spezialfall ist, wenn es mit Salmonellen geht.

Loos, Mainz: Es geht nach meiner Ansicht mit solchen Bakterien, die in der Lage sind, C1 zu binden. Ich habe Ihnen an dem Fall der S-Formen gezeigt, daß hier Strukturen, besonders Polysaccharidstrukturen, den Zugang zu dem Akzeptor – wir wissen, daß C1 und C1q mit Lipid-A in der Membran reagieren – verhindern. Auf der anderen Seite wissen wir, daß eine Vielzahl auch der gramnegativen Bakterien zusätzlich zu dieser LPS-Schicht noch mit Kapselmaterial beschichtet sind und damit natürlich eine ganz andere Oberflächenzusammensetzung haben. Es sind auch isolierte Kapselsubstanzen von anderen Bakterien bekannt, die C1 binden oder nicht binden können. So glaube ich sagen zu können, ausschlaggebend für die Abtötung von Bakterien ist nicht nur das, was physiologischerweise im Organismus vorkommt, sondern ausschlaggebend ist die Ausstattung des Bakteriums. Wichtig ist zusätzlich, inwieweit der Organismus in der Lage ist, diese äußere Beschaffenheit eines Bakteriums zu verändern. Man kann z. B. die Konformationen der Membran insofern verändern, z. B. durch Antibiotikabehandlung, daß die Bakterien in der Lage sind, mehr C1 zu binden. Was hier durch die Antibiotika gemacht wird, ist letzten Endes meiner Ansicht nach eine Veränderung, eine Modulation der äußeren Membran.

N. N.: Wie ist der klinische Stellenwert Ihrer Befunde, d. h. die Bedeutung der C1-Bindung?

Loos, Mainz: Wir haben zu analysieren versucht, wie der menschliche Organismus sich gegen Bakterien wehren kann – das besonders im Zusammenhang mit dem Begriff der „natürlich vorkommenden Antikörper". Ich kenne keine Arbeit, in der natürliche Antikörper in gereinigter Form charakterisiert sind. Nachdem wir heute wesentlich mehr über die Molekularbiologie des Komplementsystems Bescheid wissen, sehen wir natürlich auch Phänomene, die früher nicht erklärbar waren und für die solche Begriffe wie „natürliche Antikörper" geprägt wurden, heute auf einer ganz anderen molekularen Ebene und können sie so besser verstehen. Die Frage, inwieweit diese C1-Aktivierung von medizinischem Interesse ist, bleibt noch offen. Wir haben drei C1q-defekte türkische Kinder in der Literatur beschrieben. Ferner haben wir zwei weitere Fälle gesehen. Auffallend ist, ohne daß ich jetzt eine direkte Verknüpfung ziehen möchte, daß drei der Patienten an bakteriellen Infektionen gestorben sind. Damit will ich nicht sagen, daß hier der C1q-Defekt direkt als Ursache anzusehen ist. Auf der anderen Seite haben jedoch Plasmainfusionen gezeigt, daß – wenn auch nur kurz – eine wesentliche Verbesserung erreicht werden konnte. Wieweit das von medizinischem Interesse ist, bleibt offen. Beim abwehrgeschwächten Kind, falls diese natürlichen Abwehrmechanismen nicht vorhanden sind, ist der Organismus einer Vielzahl von Bakterien, mit denen er normalerweise zurechtkommt, ausgeliefert, und damit haben die dargelegten Befunde natürlich auch medizinisches Interesse.

Marget, München: Ich bin natürlich experimentell überhaupt nicht vertraut mit Ihren komplizierten Komplementuntersuchungen. Ich frage mich aber doch, wieweit die Schlüsse, die Sie aus diesen Untersuchungen ziehen, berechtigt sind. Sie haben mit den Re-Bakterien gearbeitet, diese sind ja nun jämmerlich verstümmelte Enterobacteriaceae, die praktisch überhaupt nicht vorkommen.

Loos, Mainz: Wir können diese Bakterien züchten und so mit ihnen arbeiten. Sie sagen mit Recht, daß diese Mikroorganismen als krankheitsverursachende Mikroorganismen nicht in Frage kommen. Wir zeigten ja, daß sie direkt im Serum abgetötet werden, aber man muß, um biologische Mechanismen aufklären zu können, doch ab und zu zu Kunstprodukten greifen, z. B. auch zu spärlich ausgestatteten Bakterien, um Hinweise zu bekommen, z. B. welche Funktion der Polysaccharidanteil bei diesen Bakterien hat. Hier können wir experimentell bestätigen, was von vielen Arbeitsgruppen postuliert wurde, daß ein Pathogenitätsfaktor der gramnegativen Bakterien u. a. in dem Polysaccharidanteil zu suchen ist.

Schürmann, Kassel: Ich habe eine praktische Frage. Gibt es unterschiedliche Halbwertszeiten einzelner Komplementkomponenten in ihrer biologischen Wirksamkeit bei Lagerung von Blutkonserven?

Loos, Mainz: Das ist richtig. Der Organismus versucht, auf verschiedene Weise biologische Vorgänge zu regulieren. Die eine Möglichkeit besteht durch Inhibitoren, so gibt es einen C1-Esteraseinhibitor. Durch die unterschiedliche Halbwertszeit der entstehenden Enzymaktivitäten, wie z. B. der C3-Konvertase, wird das System zusätzlich reguliert. Die C3-Konvertase hat z. B. unter physiologischen Bedingungen bei 37 °C eine Halbwertszeit von 7 Minuten. Die C3-Konvertase des alternativen Weges hat eine wesentlich kürzere Halbwertszeit. Diese kann stabilisiert werden durch den Faktor Properdin.

Gries, Düsseldorf: Sie hatten die Polysaccharide erwähnt, die Schutzfunktionen haben. Ist eigentlich die Struktur, die Sequenz der Saccharide in den Kapseln sehr ähnlich, oder sind sie sehr different, und was hängt am Ende?

Loos, Mainz: Ich bin kein Polysaccharidchemiker und habe die Analysen der Bakterienkapselzusammensetzung nicht parat. Auffallend ist, und vielleicht könnte Herr Taylor dazu noch kommentieren, daß bestimmte Strukturen in dem Kapselmaterial und in der Polysaccharideinheit vorkommen, z. B. Tyrelose, ein Zuckermolekül, das praktisch nur bei *Salmonella typhi* vorkommt. Die Konfiguration ist natürlich von den Zuckermolekülen und der Art der Verknüpfungen abhängig. Bei den Polysaccharidanteilen der bakteriellen Lipopolysaccharide kommt eine sehr große Variabilität vor.

Taylor, Wuppertal: Die Kapsel aus Polysacchariden, also die Antigenspezifität, wird durch die Natur der Zucker bestimmt und durch die Art der Verbindung zwischen den Zuckern. Das beeinflußt direkt die Fähigkeit des Moleküls, mit Antikörperspezies zu reagieren.

Opferkuch, Bochum: Ich habe ja erwähnt, daß man mit Betalactamantibiotika versucht, die Serumbakterizidie zu verändern, und wir haben gesehen, daß außer Mecillinam bisher keines der getesteten Antibiotika die Serumbakterizidie oder sagen wir die Abtötungsfähigkeit verbessert. Aber auf der anderen Seite können wir sehen, daß unter Einfluß von Betalactamantibiotika die C1-Bindung der Bakterien um den Faktor 1000 bis 2000 gesteigert werden kann, ohne daß wir im Hinblick auf Abtötung irgendeinen Effekt sehen. Ob wir dadurch eine bessere Opsonisierung der Bakterien erreichen, ist natürlich eine zweite Frage.

Loos, Mainz: Man muß nun differenzieren – ich weiß nicht, ob Sie das getestet haben –, inwieweit eine Bindung von C1 auch zu einer Aktivierung von C1 führt. Wir kennen eine Vielzahl von Substanzen, vornehmlich polyanionischer Natur, auch Lipid A ist polyanionischer Natur, die in der Lage sind, C1 zu binden, die aber nicht in der Lage sind, C1 zu aktivieren. Das deutet darauf hin, daß neben der Bindung auch die Aktivierung von C1 notwendig ist, um die Komplementsequenz in Gang zu bringen.

Physiologie und Pathologie der zellulären Immunität bei der Infektionsabwehr

H. Hahn

Einleitung

Pathogene Bakterien fallen in bezug auf ihr Verhalten im Innern phagozytierender Zellen in zwei Gruppen: Die sogenannten extrazellulären Bakterien werden sowohl von polymorphkernigen Granulozyten als auch Makrophagen phagozytiert. Nach der Phagozytose werden sie innerhalb dieser Zellen abgetötet. Zu den extrazellulären Bakterien gehören die Kokken und eine Reihe gramnegativer Stäbchen, hauptsächlich solche Bakterien, die akute eitrige Infektionen hervorrufen.

Eine andere Gruppe von Bakterien ist befähigt, im intrazellulären Milieu von Phagozyten zu überleben, nachdem sie durch die Phagozytose aufgenommen worden sind. Der Ausdruck fakultativ intrazelluläre Bakterien trägt dieser Tatsache Rechnung. Fast alle fakultativ intrazellulären Bakterien verursachen Infektionskrankheiten, die sich durch die Bildung von granulomatösen Läsionen an Stellen der bakteriellen Absiedlung auszeichnen, und zudem zeigen sehr viele Infektionen durch fakultativ intrazelluläre Bakterien Allergie vom verzögerten Typ gegenüber Antigenen der eingedrungenen Bakterien.

Antikörper, obwohl in großen Mengen gebildet, scheinen wenig Einfluß auf den Krankheitsverlauf auszuüben. Vakzinationsverfahren, die ausschließlich zur Bildung von Antikörpern führen (tote Vakzine aus bakteriellen Bestandteilen oder Bakterienprodukte), verleihen keine Immunität. Um schützend zu wirken, müssen Antigene in Freunds komplettem Adjuvans inkorporiert in den Körper eingebracht werden, eine Prozedur, die aus offensichtlichen Gründen nicht für den Menschen geeignet ist.

Mackaness und Mitarbeiter [1] haben die Mechanismen, die der Immunität gegenüber fakultativ intrazellulären Bakterien zugrunde liegen, analysiert. Diese Autoren haben gezeigt – frühe Entdeckung einer zellulären Kooperation in der Immunitätsforschung –, daß Immunität gegenüber fakultativ intrazellulären Bakterien auf einem bizellulären Mechanismus beruht. Spezifisch reagible T-Lymphozyten wirken als Induktoren und mononukleäre Phagozyten als Expressoren der Immunität gegenüber fakultativ intrazellulären Bakterien. Wegen dieser Abhängigkeit von Zellen und nicht von spezifischen humoralen Antikörpern wird diese Form der Immunität zelluläre Immunität genannt.

Die Grundlagen unseres heutigen Verständnisses über die Immunvorgänge bei Infektionen durch fakultativ intrazelluläre Bakterien sind weitgehend am Modell der Listeriose und der Mykobakterieninfektionen in Mäusen und Ratten erarbeitet worden (Übersicht: siehe 2). Beispielsweise steigt nach Inokulation von 5×10^3 lebenden Listerien intravenös bei Mäusen die Zahl der Bakterien in Leber und Milz in einer log-linearen Weise über zwei bis vier Tage an. Anschließend kommt es zu einem Abfall der Bakterienzahlen

(Abb. 1). Nach einer bestimmten Zeit (bei Listeriose in der Regel 10 bis 12 Tage) werden die Organe steril. Bei der Listeriose der Maus kommen also am dritten oder vierten Tag nach Infektion Abwehrmechanismen ins Spiel, die in der Lage sind, die Bakterien schneller aus dem Organismus zu eliminieren, als die Bakterien sich vermehren.

Zur gleichen Zeit wird eine Allergie vom verzögerten Typ gegen Listerienantigene nachweisbar. Ähnliche Veränderungen ergeben sich bei der Mykobakterieninfektion, aber mit einer entsprechenden Verzögerung, die der langsameren Entwicklung der Infektion entspricht.

Zelluläre antibakterielle Immunität gegenüber fakultativ intrazellulären Bakterien drückt sich in folgenden drei Parametern aus [3–5]:

1. Vermehrung der Zahl der mononukleären Phagozyten an den Stellen der bakteriellen Vermehrung;
2. Granulombildung um die Bakterien;
3. Aktivierung mononukleärer Phagozyten.

Diese Veränderungen im mononukleären phagozytären System sind die Folgen spezifischer zellulärer Immunreaktionen zwischen Antigen und spezifisch reagiblen T-Lymphozyten. Allerdings ist hiermit die Rolle der mononukleären Phagozyten nicht erschöpft, sondern mononukleäre Phagozyten beeinflussen ihrerseits die Aktivitäten von T-Lymphozyten, und in dieser Weise werden regulatorische Kontrollkreise geschlossen.

Makrophagenaktivierung

Abbildung 2 zeigt einen Vergleich zwischen Makrophagen aus normalen und aus Mäusen mit einer BCG-Infektion. Die Zellen der letzteren Tiere wurden zu einer Zeit gewonnen (Tag 12–14), als die Bakterienzahlen abzufallen begonnen hatten und sich eine allergi-

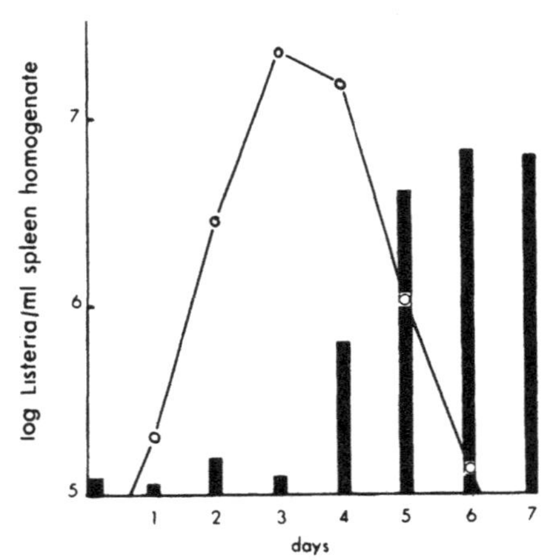

Abb. 1 Wachstum von Listeria monocytogenes in Milzen infizierter Mäuse und Entwicklung einer allergischen Reaktion vom verzögerten Typ gegen Listeria-Antigen. Aus [1].

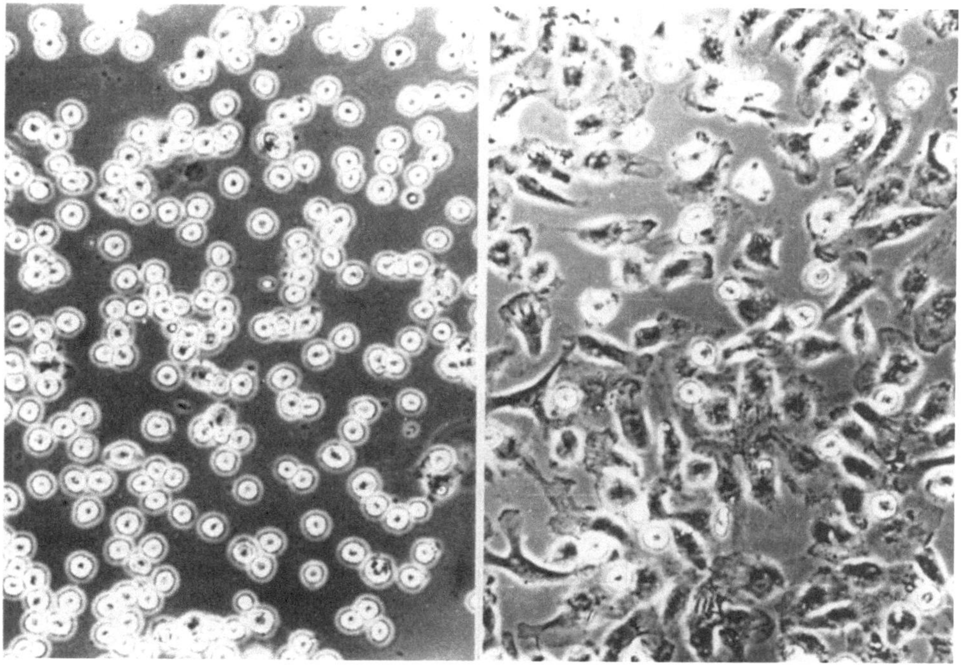

Abb. 2 Nichtaktivierte (links) und aktivierte Makrophagen aus Mäusen mit BCG-Infektion nach einer zweiten Belastung. (Aus: G. B. Mackaness: The mechanism of macrophage activation. In: S. Mudd (ed.), Infectious Agents and Host Reactions. W. B. Saunders Company, Philadelphia-London-Toronto, 1970.)

sche Reaktion vom verzögerten Typ entwickelt hatte. Die Zellen zeigen morphologische Anzeichen der Aktivierung, wie zum Beispiel eine gesteigerte Spreizaktivität auf Oberflächen, eine stark undulierende Membran und einen Zuwachs an lysosomalen Inhaltsstoffen. Entsprechend läßt sich auch eine Zunahme physiologischer Funktionen nachweisen, wie gesteigerte Phagozytose, gesteigerte Pinozytose und eine sehr gesteigerte antibakterielle Aktivität. Biochemische Parameter zeigen ebenfalls Veränderungen. Die aufgezählten Veränderungen werden in ihrer Gesamtheit als Makrophagenaktivierung bezeichnet, und die Makrophagenaktivierung wurde lange als verantwortlich für die gesteigerte antibakterielle Immunität in derartig infizierten Tieren angesehen [6].

Granulombildung

Zur gleichen Zeit wie Makrophagen beginnen, Aktivierungszeichen zu entwickeln, bilden sich granulomatöse Läsionen an Stellen bakterieller Absiedlung (Abb. 3). Granulome bestehen aus Makrophagen und eingesprenkelten Lymphozyten. Bei chronischen Infektionen finden sich darüber hinaus Riesenzellen und Epitheloidzellen.

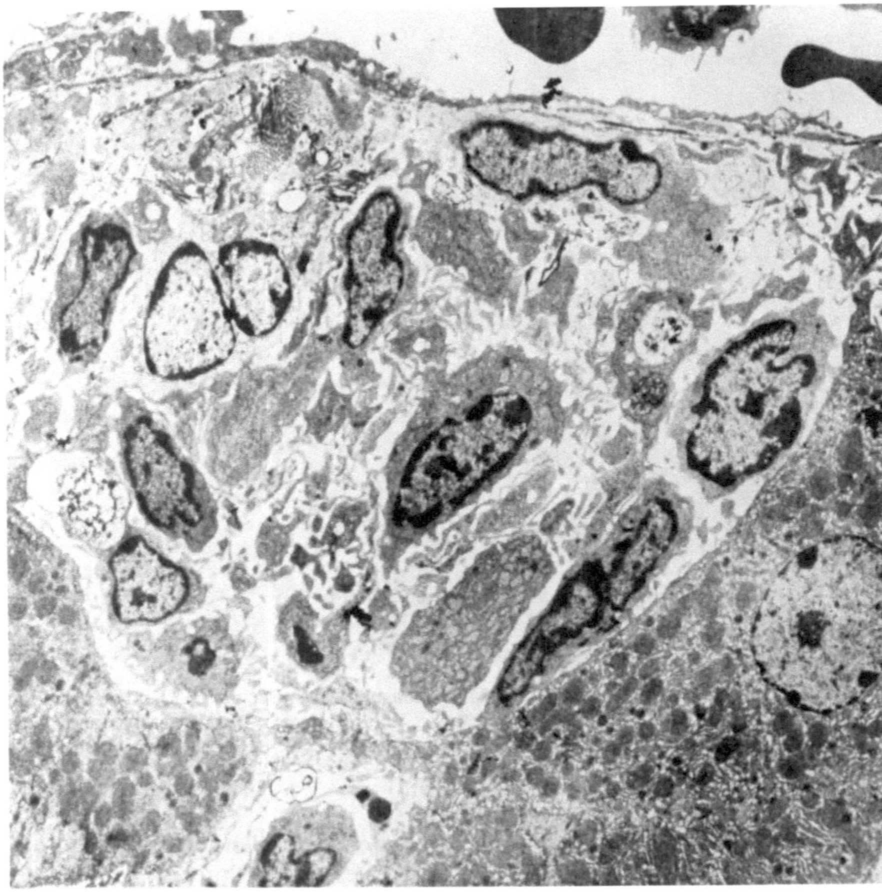

Abb. 3 Beginnende Granulombildung mit lymphoiden Zellen und mononukleären Phagozyten in der Leber einer Maus mit einer 4 Tage alten Listerieninfektion. (Aus: H. Hahn: Mobilization and function of mononuclear phagocytes in cellular immunity to facultatively intracellular bacteria. In: R. van Furth: Mononuclear Phagocytes, in Immunity, Infection, and Pathology. Blackwell Scientific Publications, Oxford-London-Edinburgh-Melbourne, 1975.)

Granulomatöse Läsionen wirken als eine mechanische Barriere, die die Mikroorganismen an der Ausbreitung hindert. Die Makrophagenaktivierung erreicht ihre höchste Ausprägung im Inneren von Granulomen. Im Inneren eines Granuloms ist die Sauerstoffspannung niedrig, und es besteht dort eine niedrige pH, wodurch ein für die Bakterienvermehrung ungünstiges Milieu hergestellt ist [6]. Offensichtlich sind die granulomatösen Läsionen die Stellen im Organismus, wo die Auseinandersetzung zwischen den infizierenden Mikroorganismen und dem Wirt stattfindet.

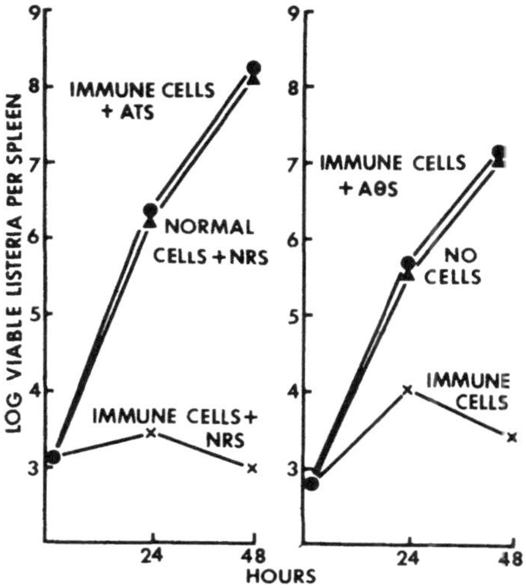

Abb. 4 Schutz gegen Listeria monocytogenes durch adoptiv transferierte T-Zellen aus listeriaimmunen Mäusen. Links: Verlust der schutzvermittelnden Eigenschaften von listeriaimmunen Zellen durch Behandlung mit Antithymozytenserum plus Komplement (ATS). Komplement alleine (normales Kaninchenserum (NRS)) hatte keinen Effekt. Rechts: Verlust der schützenden Eigenschaften listeriaimmuner Peritonealexsudatzellen durch Behandlung mit Antiserum gegen das Thymozyten-Oberflächenantigen Thy 1 und Komplement (A Θ S). Aus [10].

Die Rolle von T-Lymphozyten bei der zellulären antibakteriellen Immunität

Antikörper spielen nur eine geringe (wenn überhaupt) Rolle bei der Immunität gegen fakultativ intrazelluläre Bakterien. Spezifische T-Zellen sind die Induktoren der antibakteriellen Immunität. Die Rolle der spezifischen T-Lymphozyten bei dem Aufbau einer Immunität gegenüber fakultativ intrazellulären Bakterien ließ sich anhand von adoptiven Transferexperimenten zeigen. Lebende Lymphozyten aus Milz, Ductus thoracicus oder induzierten Peritonealexsudaten von Mäusen oder Ratten, die gegen verschiedene fakultativ intrazelluläre Bakterien immun waren, wurden auf normale Versuchstiere übertragen. Nach einer folgenden Belastung mit den homologen Bakterien zeigten sich die Zellempfänger gegenüber der Infektion geschützt. Andererseits erlagen Kontrolltiere, die Lymphozyten aus normalen Tieren oder aus Tieren, die mit einem nichtverwandten Mikroorganismus infiziert worden waren, der Infektion [4]. Die Zellen, welche adoptiv den Schutz übertrugen, waren empfindlich gegenüber einer Behandlung mit anti-Thy-1-Antiserum und sind daher T-Lymphozyten [8–10]. Das Schlüsselexperiment ist in Abbildung 4 dargestellt.

Kontrolle der T-Zell-Makrophagen-Interaktionen durch den Haupt-Histokompatibilitäts-Genort

Aus den bisher berichteten Beobachtungen geht klar hervor, daß die Bildung von granulomatösen Läsionen und die Makrophagenaktivierung aus einer Kooperation zwischen T-Zellen und Makrophagen resultiert. Spezifische T-Lymphozyten interagieren mit Antigen, und dies ist das auslösende Ereignis für die Makrophagenaktivierung und Granulombildung. Die letztgenannten Veränderungen dienen als Amplifikation, die die eigentliche Immunitätsleistung hervorbringt. Basierend auf Untersuchungen von Zinkernagel und Doherty [11], Unanue und Beller [12] und anderen (Übersicht: siehe [13]), ist in den vergangenen Jahren klargeworden, daß das Bakterienantigen, selbst wenn es sich direkt in Kontakt mit dem Immunsystem befindet, keine Immunität hervorruft. Erst wenn das Antigen auf der Oberfläche von Makrophagen in Assoziation mit Transplantations-Antigenen präsentiert wird, die durch den Haupthistokompatibilitäts-Genkomplex (MHK) kodiert werden, können spezifisch reagible T-Lymphozyten das Antigen erkennen. Dann erfolgt erst die zelluläre Immunantwort. Dies ist in Abbildung 5 dargestellt. Das restrin-

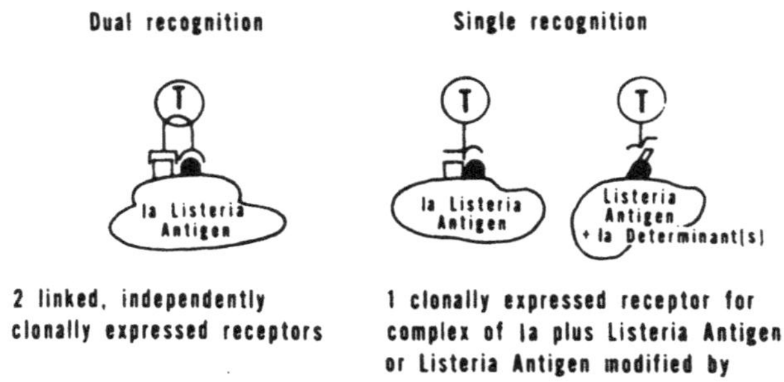

Abb. 5 Gegenwärtige Vorstellung zur Antigenpräsentation in Assoziation mit Produkten des Haupthistokompatibilitätskomplexes (MHC). Das Doppelerkennungs-Modell (oben links) besagt, daß Antigen auf der Oberfläche unabhängig von dem MHC-Marker präsentiert wird. Dementsprechend hat die T-Zelle zwei Rezeptoren, davon eine spezifisch für Antigen und eine für „selbst". In dem Einzelerkennungs-Modell (oben rechts) ist das Antigen eng vergesellschaftet mit dem MHC-kodierten Produkt. Dementsprechend würde der T-Zell-Rezeptor das Antigen und „selbst" in enger Verbindung erkennen. Aus [11].

gierende Transplantationsantigen auf der Makrophagenoberfläche, das von den T-Zellen der antibakteriellen Immunität erkannt wird, ist als ein I-A-Region-kodiertes Produkt identifiziert. Allerdings haben Cheers und Mitarbeiter [14] kürzlich eine Restriktion der Antilisterien-Immunität durch K-Region-kodierte Produkte beschrieben.

Die Rolle der T-Lymphozyten-Subpopulationen bei der zellulären antibakteriellen Immunität

T-Lymphozyten werden heute in Subpopulationen unterteilt, die sich durch die Differenzierungsantigene Lyt 1 und Lyt 23 unterscheiden. Es gibt also Lyt $1^{+}23^{+}$-T-Zellen,

Lyt 1^+23^-- und Lyt 1^-23^+-T-Zellen [15]. Jede Subpopulation übt verschiedene Funktionen aus. So gibt es Helfer-T-Zellen (Lyt 1^+), zytotoxische T-Zellen (Lyt 23^+), Suppressor-T-Zellen (Lyt 23^+) und ihre Vorläufer (Lyt 1^+23^+). Untersuchungen in unserem eigenen Labor [16] haben gezeigt, daß die adoptive Übertragung des Schutzes und der allergischen Reaktion vom verzögerten Typ mit Hilfe von Lyt 1^+23^+-T-Lymphozyten erreicht werden kann. Allerdings ließ sich die Mitwirkung anderer T-Lymphozyten-Subpopulationen bei der adoptiven Übertragung von Schutz und allergischer Reaktion vom verzögerten Typ nicht ausschließen.

In vitro ließ sich zeigen, daß Lyt 1^+-T-Lymphozyten auf Antigenstimulation durch makrophagengebundenes Antigen proliferieren und in erster Linie Makrophagen induzierende Interleukine freisetzen (s. unten) [17]. Darüber hinaus ist es seit einiger Zeit möglich, listerienspezifische T-Lymphozyten in vitro zu klonieren und zu propagieren [18]. Derartige listerienspezifische T-Lymphozyten-Klone waren nicht nur in vitro aktiv und zeigten antigenspezifische Proliferation und Induktion von Interleukinsekretion; wichtiger noch, Schutz gegenüber lebenden Listerien und allergische Reaktion vom verzögerten Typ gegen Listerienantigen wurden ebenfalls durch derartige Klone auf normale Empfänger-Mäuse übertragen.

Diese Untersuchungen machen es sehr wahrscheinlich, daß beide biologische Aktivitäten, nämlich Makrophagenaktivierungsschutz und allergische Reaktion vom verzögerten Typ, durch eine einzige T-Lymphozyten-Subpopulation vermittelt werden. Allerdings ist nicht auszuschließen, daß auch andere T-Lymphozyten-Subpopulationen an den genannten Phänomenen beteiligt sind. Aus diesen In-vitro- und In-vivo-Beobachtungen geht hervor, daß nach der Infektion mit dem fakultativ intrazellulären Bakterium Listeria monocytogenes sowohl Lyt 1^+- als auch Lyt 1^+23^+-T-Lymphozyten für eine optimale Immunantwort benötigt werden. Diese Zellpopulationen sind höchstwahrscheinlich miteinander über regulatorische Rückkopplungskreise verbunden, wobei Lyt 1^+23^+-T-Lymphozyten entweder als Vorläufer oder als positive Modulatoren von Lyt 1^+-T-Lymphozyten fungieren, die ihrerseits dann wieder Makrophagen aktivieren und die Granulombildung anregen.

Interzelluläre Mediatoren bei der zellulären antibakteriellen Immunität

Lymphokine

Zweifellos werden Lymphokine durch antigenstimulierte T-Lymphozyten freigesetzt und dienen als hormonartige Transmittersubstanzen für die Vermittlung von Signalen zwischen den erstgenannten Zellen und mononukleären Phagozyten. Bisher sind mehr als 20 Lymphokine beschrieben, allerdings auf der Basis von Phänomenologie. Von diesen sind die für die antibakterielle Immunität wichtigsten: Makrophageninhibitionsfaktor (MIF), Makrophagenaktivierungsfaktor (MAF) und chemotaktischer Faktor (CF) [19]. Hinweise dafür, daß Lymphokine auch bei der antibakteriellen zellulären Immunität beteiligt sind, kommen aus Experimenten, in denen nichtaktivierte mononukleäre Phagozyten in der Gegenwart von Antigen und spezifischen T-Lymphozyten aktiviert wurden. Anschließend an diese Prozedur zeigten sich mononukleäre Phagozyten aktiviert und hatten eine höhere antibakterielle Aktivität [20].

MIF ließ sich im Serum und in der zentralen Lymphe in engem zeitlichen Zusammenhang mit einer sekundären Antigenbelastung nachweisen [21]. Die zellulären Quellen von MIF sind, soweit heute bekannt, Lyt 1^+-T-Lymphozyten [22].

Interleukine

Der Begriff Interleukine bezieht sich auf Substanzen, die von Lymphozyten und Makrophagen freigesetzt werden und Signale zwischen diesen Zellen vermitteln [23]. Es herrscht allgemein Übereinstimmung über die Definition zweier Interleukine, nämlich Interleukin 1 (IL 1) und Interleukin 2 (IL 2). Interleukin 1 ist identisch mit dem Monokin Lymphozytenaktivierungsfaktor (LAF). Es ist ein nichtspezifischer Faktor mit Mitogenaktivität für Lymphozyten. IL 1 aus Mäusen hat ein Molekulargewicht von 12 000 bis 18 000 Dalton. IL 2 aus Mäusen hat ein Molekulargewicht von 30 000 bis 35 000 Dalton. Es wird von aktivierten T-Lymphozyten sezerniert und hat die Fähigkeit, die Vermehrung von T-Lymphozyten über längere Zeiträume in vitro zu fördern, daher sein früherer Name „T cell growth factor (TCGF)“.

Es gilt heute als erwiesen, daß sowohl Interleukin 1 als auch Interleukin 2 eine Rolle bei der Differenzierung und bei der Zurverfügungstellung zytotoxischer T-Lymphozyten spielen [13]. Der Nachweis hoher Interleukin-Aktivitäten in Kulturen aus listeriaspezifischen T-Lymphozyten, Makrophagen und homologem Antigen hat es wahrscheinlich gemacht, daß Interleukine auch eine Rolle bei der antibakteriellen T-Zell-abhängigen Immunität spielen. Die Sekretion von Interleukin 1 und Interleukin 2 in Zellkulturen hängt im wesentlichen von listeriaspezifischen Lyt 1^+-T-Lymphozyten ab [25, 26]. Sogar ein antibakterieller Schutz ließ sich im Listeriose-Modell dadurch erzeugen, daß man interleukinhaltige Überstände aus listeriaspezifischen Kulturen in Mäuse injizierte [26].

Somit spielen sich die Interaktionen zwischen T-Lymphozyten-Subpopulationen und Makrophagen bei der zellulären antibakteriellen Immunität wahrscheinlich nach folgendem Muster ab: Listerienspezifische Lyt 1^+-T-Lymphozyten interagieren mit I-A-produkt-assoziiertem Antigen und aktivieren Makrophagen zur Sekretion von Interleukin 1. In Gegenwart von in geeigneter Form präsentiertem Antigen (Signal 1) führt Interleukin 1 zu der Aktivierung listeriaspezifischer Lyt 1^+-T-Lymphozyten für die Sekretion von Interleukin 2. Antigen (Signal 1) und Interleukin 2 (Signal 2) sind wesentlich beteiligt an der Zurverfügungstellung und/oder Differenzierung von Lyt 1^+-T-Lymphozyten aus dem spezifischen Lyt 1^+23^+-T-Lymphozyten-Vorläufer-Pool. Die Proliferation von Lyt 1^+-T-Lymphozyten findet ebenfalls statt. Diese Interaktionen resultieren in der Freisetzung von Lymphokinen, wahrscheinlich MIF, MAF und chemotaktischem Faktor, die ihrerseits Makrophagen heranlocken und sie zu größerer bakterizider Aktivität anregen. Dieses Schema ist teilweise noch hypothetisch und muß durch geeignete experimentelle Arbeiten konsolidiert werden.

Die IL 2 sezernierenden T-Lymphozyten sind als Subtyp Lyt 1 identifiziert worden [25]. Auch die T-Lymphozyten, welche Makrophagenaktivierungsfaktor sezernieren, sind Lyt 1^+ [24]. Die Identität der Makrophagen-Subpopulationen, die bei der Antigenpräsentation und IL 1-Sekretion beteiligt sind, muß abgegrenzt werden von der Makrophagenpopulation, die mit der Eliminierung der Bakterien befaßt sind. Hier sind noch weitere Studien erforderlich.

Makrophagen als Suppressorzellen

Makrophagen fungieren auch als Suppressoren der zellabhängigen Immunantwort und sind auf diese Weise in noch weiterer Form in der Regulation der antibakteriellen Immunität involviert [27]. Inhibitorische Effekte von Makrophagen werden durch lösliche Produkte vermittelt; hier spielen insbesondere Prostaglandine eine Rolle [28].

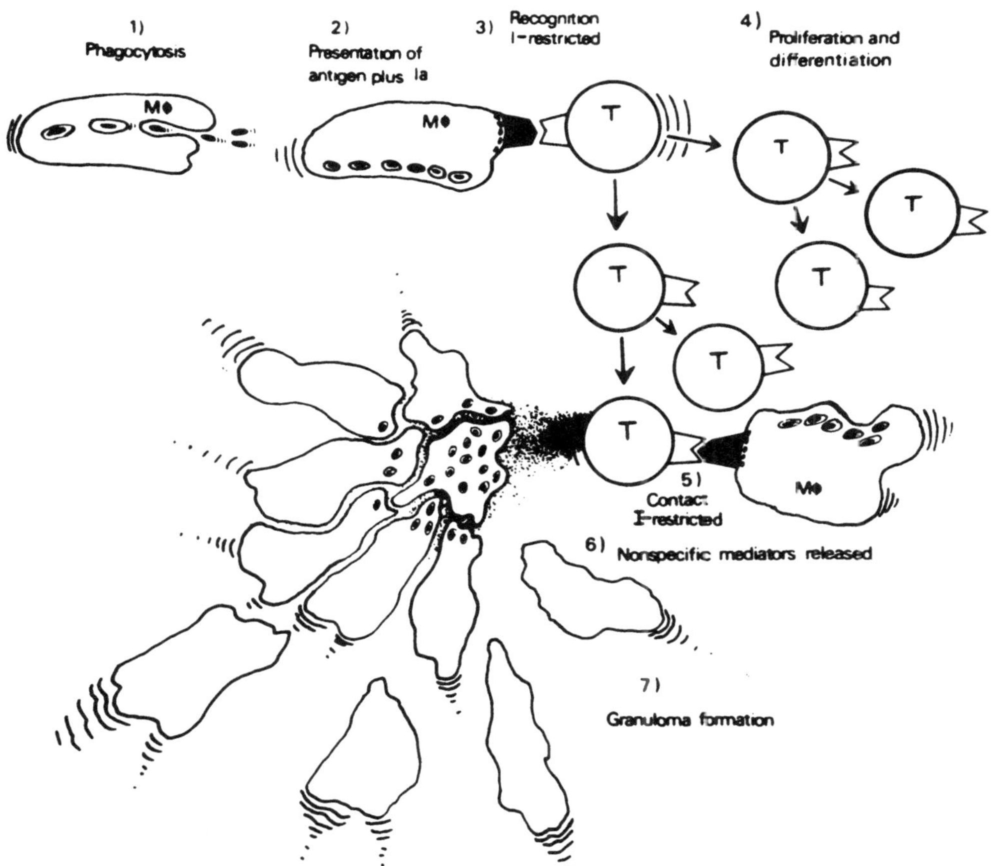

Abb. 6 T-Zell-Makrophagen-Interaktionen bei der T-Zell-abhängigen antibakteriellen Immunität. Aus [2].

Zusammenfassend läßt sich feststellen, daß die Phagozyten zunächst die Bakterien aufnehmen. Sie präsentieren das Bakterienantigen auf der Oberfläche in Verbindung mit I-A-Region-kodierten Produkten. Diese Kombination wird von spezifischen T-Zellen erkannt. Die darauffolgende Immunantwort führt zu einer klonalen Expansion: die T-Zellen teilen sich. Nach einer weiteren Reaktion mit dem Bakterienantigen auf Makrophagenoberflächen setzen die T-Lymphozyten Lymphokine frei, die Monozyten aus der Zirkulation anlocken und sie dazu veranlassen, granulomatöse Läsionen zu bilden. Ebenfalls durch Lymphokine werden Makrophagen aktiviert. Innerhalb von granulomatösen Läsionen können dann die Bakterien effektiv abgetötet werden, da das Zentrum eines Granuloms ein für Bakterien ungünstiges Milieu darstellt. Das Bakterium kann sich nicht befreien, die Sauerstoffspannung ist niedrig, und es sind eine Reihe für das Bakterium toxische Substanzen vorhanden. Am wichtigsten innerhalb des Granuloms scheint zu sein, daß die Makrophagen stark aktiviert werden. Letztlich sind Makrophagen auch als Suppressorzellen an der Regulation der antibakteriellen Immunität beteiligt.

Die Abbildung 6 faßt das heutige Konzept über die zellabhängige antibakterielle Immunität zusammen.

Literatur

[1] Mackaness, G. B.: The influence of immunologically committed lymphoid cells on macrophage activity in vivo. J. Exp. Med. 129:973-922, 1969.
[2] Hahn, H., Kaufmann, S. H. E.: The role of cell-mediated immunity in bacterial infections. Rev. Infect. Dis. 3:1232-1250, 1981.
[3] Mackaness, G. B.: The monocyte in cellular immunity. Semin. Hematol. 7:172-184, 1970.
[4] North, R. J.: The concept of the activated macrophage. J. Immunol. 121:806-809, 1978.
[5] North, R. J.: Cell-mediated immunity and the response to infection. In R. T. McCluskey and S. Cohen (eds.). Mechanisms of cell-mediated immunity. John Wiley & Sons, New York, 185-219, 1974.
[6] Cohn, Z. A.: The activation of mononuclear phagocytes: Fact, fancy, and future. J. Immunol. 121:813-816, 1978.
[7] Williams, G. T. and Williams, W. J.: Granulomatous inflammation – a review. J. Clin. Pathol. 36:723-733, 1983.
[8] Lane, F. C., Unanue, E. R.: Requirement of thymus (T) lymphocytes for resistance to listeriosis. J. Exp. Med. 135:1104, 1972.
[9] Blanden, R. V., Langman, R. E.: Cell-mediated immunity to bacterial infection in the mouse. Thymus-derived cells as effectors of acquired resistance to Listeria monocytogenes. Scand. J. Immunol. 1:379, 1972.
[10] North, R. J.: Importance of thymus-derived lymphocytes in cell-mediated immunity to infection. Cell. Immunol. 7:166, 1973.
[11] Zinkernagel, R. M., Althage, A., Adler, B., Blanden, R. V., Davidson, W. F., Kees, U., Dunlop, M. B. C., Shreffler, D. C.: H-2 restriction of cell-mediated immunity to an intracellular bacterium. Effector T cells are specific for Listeria antigen in association with H-21 region-coded self-markers. J. Exp. Med. 145:1353-1367, 1977.
[12] Unanue, E. R., Beller, D. I.: Control of Ia expression by macrophages. In: O. Förster and M. Landy (eds.). Heterogeneity of mononuclear phagocytes. Academic Press, New York, 214, 1981.
[13] Möller, D.: Accessory cells in the immune response. Immunol. Rev. 53, 1980.
[14] Cheers, C., Sandrin, M. S.: Restriction in adoptive transfer of resistance to Listeria monocytogenes. II. Use of congenic and mutant mice shows transfer to be H-2K restricted. Cell. Immunol. 78:199-205, 1983.

[15] Cantor, H., Gershon, R. K.: Immunological circuits: cellular composition. Fed. Proc. 38:2058-2064, 1979.
[16] Kaufmann, S. H. E., Simon, M. M., Hahn, H.: Specific Lyt 123 T cells are involved in protection against Listeria monocytogenes and in delayed-type hypersensitivity to listerial antigens. J. Exp. Med. 150-1033-1038, 1979.
[17] Kaufmann, S. H. E., Simon, M. M., Hahn, H.: Macrophage activation in immunity to facultative intracellular bacteria: which T cell subset (s) is (are) involved? In: Förster, O., Lande, M. (eds.) Heterogeneity of mononuclear phagocytes. Academic Press, New York, 464-468, 1981.
[18] Kaufmann, S. H. E., Hahn, H.: Biological functions of T cell lines with specificity for the intracellular bacterium Listeria monocytogenes in vitro and in vivo. J. Exp. Med. 155:1754-1765, 1982.
[19] Bloom, B. R.: The unspecificity of cellular reactions. J. Immunol. 124:2527-2529, 1980.
[20] Simon, H. B., Sheagren, J. N.: Cellular immunity in vitro. I. Immunologically mediated enhancement of macrophage bactericidal capacity. J. Exp. Med. 133:1377-1389, 1971.
[21] Kaufmann, S., Weber, L., Hahn, H.: Macrophage inhibiting activity in serum and central lymph of Listeria-immune mice. Eur. J. Immunol. 5:799-800, 1975.
[22] Kühner, A. L., Cantor, H., David, J. R.: Ly phenotype of lymphocytes producing murine migration inhibitory factor (MIF). J. Immunol. 125:1117-1119, 1980.
[23] Aarden, L. A.: Letter to the editor: Revised nomenclature for antigen-nonspecific T cell proliferation and helper factors. J. Immunol. 123:2928-2929, 1979.
[24] Kaufmann, S. H. E., Hahn, H., Simon, M. M.: T-cell subsets induced in Listeria monocytogenes-immune mice. Scand. J. Immunol. 16:538-542, 1982.
[25] Kaufmann, S. H. E., Hahn, H., Simon, M. M., Röllinghoff, M. Wagner, H.: Interleukin 2 induction in Lyt $1^{+}23^{-}$ T cells from Listeria monocytogenes-immune mice. Infect. Immun. 37:1292-1294, 1982.
[26] Kaufmann, S. H. E.: Effective antibacterial protection induced by a Listeria monocytogenes-specific T cell clone and its lymphokines. Infect. Immun. 39:1265-1270, 1983.
[27] Allison, A. C. Mechanisms by which activated macrophages inhibit lymphocyte responses. Immunol. Rev. 40:3, 1978.
[28] Stenson, W. F., Parker, C. W.: Prostaglandins, macrophages, and immunity. J. Immunol. 125:1, 1980.

Diskussion

Westerhausen, Duisburg: Dieser L1-Typ, den Sie erwähnten – vermehrt er sich, wie lange bleibt er da, welche Lebensdauer hat er?

Hahn, Berlin: Diese Experimente sind erst 4 Wochen alt. So haben wir dies noch nicht weiter untersucht, aber es ist anzunehmen, daß diese Zellen dort einige Tage lebensfähig sind. Ich bin davon überzeugt, daß sie dort verbleiben, aber ob sie sich dort teilen oder nicht, das wissen wir noch nicht. Wir sind gerade dabei, Granulome mit Hilfe der Morphologie zu analysieren und mit anderen Methoden das Vorhandensein dieser Zelle in dem Granulom nachzuweisen.

Brunner, Wuppertal: Wo sollte in diesem komplexen Geschehen ein eventueller Immunmodulator eingreifen, um in einer solchen von den T-Zellen abhängigen Immunität möglichst effektiv zu sein?

Hahn, Berlin: Eingriffsflächen für Immunmodulatoren gibt es ja viele. Bei einem komplexen Geschehen kann man sicherlich an mehreren Stellen eingreifen. Wenn es wünschenswert wäre, die Zahl der mononukleären Phagozyten zu erhöhen, so würde man hier „colony stimulating factor" z. B. therapeutisch einsetzen. Wenn man daran denkt, daß die Zahl der spezifischen T-Zellen wichtig ist, würde man nach Adjuvanzien suchen, die selektiv die spezifische T-Lymphozyten-Produktion stimulieren im Sinne von TCGF und ähnlichen Substanzen. Des weiteren gibt es das Phänomen, daß die Wanderungseigenschaften der Phagozyten geschwächt sind oder die Makrophagen sich langsamer bewegen, so daß man vielleicht auch an Substanzen denken sollte, welche die Beweglichkeit, die Wendigkeit der Makrophagen stimulieren. Das wären nur einige Beispiele. Ich glaube, der Phantasie sind hier wenig Grenzen gesetzt, um die Effizienz dieses Gesamtgeschehens steigern zu können. Auch vielleicht durch Substitution, indem man einfach versucht, durch Klonierung die Zahl der spezifischen Funktionsträger zu erhöhen und diese dann dem Patienten reinfundiert.

Opferkuch, Bochum: Jedes biologische Geschehen unterliegt einer Regulation, und wir wissen ja auch, daß es eben besonders gute Granulombildner gibt, wenn Sie so wollen, unter den Bakterien, und andere, die das weniger machen. Wo sehen Sie Regulationsmechanismen, oder was weiß man darüber schon?

Hahn, Berlin: Meinen Sie jetzt von Individuum zu Individuum oder von Bakterienart zu Bakterienart unterschiedlich?

Opferkuch, Bochum: Von Bakterienart zu Bakterienart.

Hahn, Berlin: Das ist eine sehr schwierige Frage, die sicherlich erst auf der Ebene der Phänomenologie bearbeitet wird. Es ist bekannt, daß z. B. verschieden virulente Brucellastämme in der Lage sind, in verschieden intensiver Weise eine Immunantwort zu induzieren. Je virulenter der Stamm ist, desto heftiger ist die Produktion spezifischer T-Lymphozyten und desto heftiger ist auch die gewebliche Reaktion. Nun, was im einzelnen hier auf molekularer Ebene das Antigen ist, welches nun in besonders effizienter Weise die Immunantwort stimuliert, ist noch nicht klar. Herr Kaufmann hat sich gerade diesem Problem zugewandt, und wenn ich das, was er mir erzählt hat, hier vielleicht – oder einiges davon – wiedergeben darf: Er bemüht sich jetzt, bestimmte Antigene auf Bakterien zu identifizieren, welche in besonders effizienter Weise bestimmte Parameter wie die Proliferation oder die Makrophagenaktivierung in Gang setzen. Er kann das ja mit seinen Klonen sehr schön tun. Er kann Klone gegen verschiedenste Antigene machen und nun zeigen, welche Antigene besonders effizient sind. Ich glaube, das ist ein richtiger Weg, um hier die Antwort zu finden, aber die Antwort steht sicher noch weit in der Zukunft.

Loos, Mainz: Es ist ein sehr aufwendiger Vorgang, der dazu führt, daß die Makrophagen, die Bakterien aufgenommen haben und hierdurch indirekt aktiviert werden, in die Lage kommen, die Bakterien zu töten. Auf der anderen Seite gibt es doch auch Aktivatoren von Makrophagen, die direkt an den Makrophagen angreifen. Sind diese nun in der Lage, die intrazelluläre Abtötung der Bakterien zu induzieren?

Hahn, Berlin: Das gibt es sicher, aber ich halte nicht viel davon. Für die Makrophagen ist der wichtigere Mechanismus der Konzentrationsmechanismus. Die Makrophagen sind relativ nutzlos, wenn sie als Monozyten in ihrer Vorläuferform in der Blutbahn zirkulieren – d. h. wenn die Mechanismen fehlen, welche die Fokussierung der Makrophagen bewerkstelligen. Insofern ist es in meinen Augen recht gefährlich, In-vitro-Makrophagen mit irgendwelchen Substanzen zu aktivieren, um so zu zeigen, daß die auf diese Weise aktivierten Makrophagen nun eine gesteigerte antibakterielle Aktivität entwickeln. Was nutzt das dem Gesamtorganismus? Die eigentliche Auseinandersetzung zwischen Bakterien und den Makrophagen spielt sich im Granulom ab, und wahrscheinlich entscheidend ist nicht so sehr die Abtötungsfähigkeit der Makrophagen, das ist in meinen Augen gleich noch eine Zugabe. Entscheidend ist, daß die Bakterien – denken Sie an die Tuberkulose – fest eingemauert werden im Inneren eines Granuloms. Diesen Mechanismus der Granulombildung können Sie nicht pharmakologisch erzeugen, sondern der ist strikt und einfach abhängig von der Wirkung spezifischer T-Lymphozyten. Mir ist kein Agens bekannt, welches eine Granulombildung erzeugt, dort wo die Bakterien sind. Das ist die Grundlage der eigentlichen Abwehr.

Normale und defekte lokale Immunität bei bakteriellen Infektionen

A. Fasth, B. Andersson, J. Björkander, L. A. Hanson, C. Svanborg Edén

Einleitung

Der Mensch lebt in Kontakt mit enormen Mengen von Mikroorganismen. Die Hautoberfläche von etwa 1,7 m^2 ist mit ungefähr 10^{12} Staphylokokken, Mikrokokken, Corynebakterien und anderen Bakterien bedeckt. Der gesamte Gastrointestinaltrakt enthält zusätzlich 10^{14} Bakterien auf einer Fläche von 20–40 m^2, und die etwa 80 m^2 Lungenoberfläche sind täglich einem Volumen von Luft und Schadstoffen ausgesetzt, die ein olympisches Schwimmstadion ausfüllen würden.

Die wichtigste Verteidigung gegen all diese potentiellen Pathogene ist eine intakte Barriere, die durch die Haut und Schleimhäute gebildet wird. Die Haut hat eine protektive Hornschicht und ist resistenter gegen die Penetration von Mikroorganismen als die Schleimhaut, die nur aus einer Schicht von Epithelzellen besteht. Die Schleimhäute spielen daher als Eintrittspforte bei mikrobieller Invasion und Infektion die größere Rolle.

Eine Reihe von Faktoren hilft bei der Reinhaltung der Schleimhäute. Die Mukosa ist bedeckt mit Schleim, der Bakterien und Parasiten festhält. Sie werden dann u. a. durch die Ziliarbewegung, die Peristaltik und den Flüssigkeitsstrom, z. B. Urin, abgeschwemmt. Im Respirationstrakt ist dieser Mechanismus so effektiv, daß die unteren Teile des Bronchialbaums normalerweise keine Mikroorganismen enthalten. In den Harnwegen hält der Urinstrom die Schleimhäute frei von Bakterien, mit Ausnahme des distalen Teils der Urethra.

Der niedrige pH hält den Magen praktisch steril, Lysozym mit antibakterieller Wirkung ist im oberen Teil des Gastrointestinaltraktes aktiv. Unterhalb des Magens wird durch Faktoren wie pH, niedrige Sauerstoffspannung, Gallensäuren und Nährstoffe eine anaerobe Flora unterhalten, die durch kompetitive Hemmung normalerweise die Kolonisierung mit pathogenen Bakterien verhindert [63, 67].

Zu diesen unspezifischen Faktoren kommen lokale Immunmechanismen, wie die Immunglobuline in den Sekreten und im Schleimhautgewebe, Phagozyten und zelluläre Immunmechanismen hinzu; die Bakterien besitzen ihrerseits spezifische Strukturen, die ihre Fähigkeit steigern, lokale Abwehrmechanismen des Wirtes zu überwältigen.

Das sekretorische Immunsystem

IgA ist das dominierende Immunglobulin in Schleimhautsekreten. In Phylogenie und Ontogenie kommt IgA erst relativ spät vor. Sobald es auftritt, scheint dieses Immunglobulin eine wichtige Rolle zu spielen. Über die Hälfte aller Immunglobulin-produzierenden Zellen können IgA synthetisieren, und nach Heremans [35] wird es zu einem höheren Anteil produziert als irgendein anderes Immunglobulin. In der Tat enthält das menschliche Intestinum mehr lymphoide Zellen als irgendein anderes Organ des Körpers; allein im Dünndarm befinden sich über 10^{10} Lymphozyten pro Meter [34]. Sekretorisches IgA (SIgA) ist aus IgA-Dimeren zusammengesetzt, die zusammen mit einer „joining" J-Kette von Lymphozyten produziert werden, die sich im Bereich des Epithels exokriner Drüsen wie der Mamma, der Speichel- und Tränendrüsen und der Schleimdrüsen im Respirations-, Gastrointestinal- und Urogenitaltrakt befinden. Ein zusätzliches Glykoprotein, die sekretorische Komponente (SC), wird unabhängig davon in den Epithelien der Drüsen synthetisiert und wirkt als Rezeptor für das aus IgA-Dimer-J-Kette bestehende Molekül. Nach der Kombination wird das nunmehr vollständige SIgA-Molekül durch die Epithelzellen in die exokrinen Sekrete transferiert [11, 12, 22, 50].

Das SIgA-Molekül ist sehr resistent gegenüber proteolytischer Aktivität und pH-Veränderungen, und zwar erheblich stärker als Serum-IgA, -IgG und -IgM. Das Sekret-IgA-Molekül kann durch den Darm passieren, ohne seine Antigenbindungskapazität einzubüßen [31].

Sekret-IgA wird lokal nach Antigenexposition der Schleimhäute gebildet [5, 31]. Weiterhin scheint SIgA nach Antigenexposition von offensichtlich „zentralen" lymphoiden Organen der SIgA-Antwort, wie sie das „gut-associated lymphoid tissue (GALT, Peyer's Plaques)" und möglicherweise auch das „bronchus-associated lymphoid tissue (BALT)" in der Lunge darstellen, gebildet zu werden [9, 44]. Die Antigenstimulierung dieser lymphoiden Organe resultiert in einem „homing" von determinierten B-Lymphoblasten in den verschiedenen Orten der SIgA-Produktion, z. B. der Brustdrüse, wie in Tierexperimenten gezeigt werden konnte [9, 44].

Die wichtigste Funktion von SIgA scheint die Bindung von Antigenen und die dadurch bedingte Behinderung der Anlagerung von Mikroorganismen an Schleimhäute und die Beeinträchtigung der Penetration oder der Aufnahme möglicher Allergene zu sein. Der Schutz gegen virale Infektionen, einschließlich der Myxo- und Rhinoviren [55], und gegen Bakterien, wie Cholera [28], konnte gezeigt werden. Diese Schleimhautabwehr könnte ein sehr wichtiger Schutzmechanismus sein und könnte erklären, warum über die Hälfte aller Lymphozyten des lymphoiden Systems im Zusammenhang mit Schleimhautmembranen, speziell im Darmtrakt, gefunden werden.

Adhärenz als Virulenzfaktor

Ein wichtiger Gesichtspunkt in der Diskussion der lokalen Immunität ist die Haftung der Bakterien an bestimmte Bindungsstellen, d. h. ihr Gewebetropismus. Grampositive Bakterien dominieren als Pathogene im oberen Respirationstrakt. *Escherichia coli* herrscht als ätiologisches Agens in den Harnwegen vor. Offensichtlich hängt dieser Gewebetropismus von der Fähigkeit der Bakterien ab, sich trotz der dargestellten lokalen Abwehrmechanismen an Schleimhautoberflächen anzulagern und dort zu überleben [29, 48]. Die spezifische Bindung, ,,attachment", an Komponenten der Epithelzellen in der Schleimhaut könnte sowohl ein determinierender Faktor der bakteriellen Lokalisierung als auch eine Vorbedingung für ihre Fähigkeit sein, an Schleimhautmembranen eine Infektion zu erzeugen [61]. Grundlegende Kenntnisse der Adhärenzmechanismen sind von Bedeutung, da sie neue Möglichkeiten für Behandlung und Prophylaxe eröffnen könnten [65]. Werden die Bakterien in ihrer Adhärenz behindert, so können sie eliminiert werden, da die Balance dann zugunsten lokaler unspezifischer Abwehrmechanismen verschoben wird.

Die Harnwege sind aufgrund des Urinflusses als wichtigster lokaler Verteidigungsmechanismus normalerweise steril. Mukus oder Sekrete, die von der Niere und der Blase ausgeschieden werden, können Bakterien einfangen und ihre Ausscheidung unterstützen und damit die erste Verteidigungslinie darstellen. Die in vitro gemessene Adhäsion korrelierte mit der Schwere einer Harnwegsinfektion beim Patienten [64], mit stärkster Adhärenz durch *E.coli*-Stämme, die aus dem Urin von Patienten mit akuter Pyelonephritis isoliert worden waren, und geringerer Adhärenz der Stämme von Patienten mit akuter Zystitis. Die geringste Fähigkeit zur Adhärenz zeigten *E.coli*-Bakterien, die aus dem Stuhl gesunder Kinder isoliert worden waren.

Der Rezeptor für die Bindung von *E.coli* konnte definiert werden, und zwar als ,,globoseries glycolipids" [38, 46]. Die Fähigkeit zur Bindung dieser ,,globosides" wurde bei fast 90% aller *E.coli*-Bakterien, die akute Pyelonephritiden hervorriefen, gefunden [39, 47]. Die Behandlung mit Rezeptor-Analoga könnte mit der bakteriellen Adhärenz interferieren und damit eine nützliche Prophylaxe gegen Infektionen der oberen Harnwege darstellen.

Einen weiteren Weg würde die Induktion von Antikörpern gegen Strukturen auf den Bakterien, die für die Adhärenz verantwortlich sind, darstellen. Von den Pili wurde schon in den 50er Jahren angenommen, daß sie solche Bindestrukturen besitzen [15], aber bisher wurde keine antigene Determinante auf *E.coli*-Pili chemisch identifiziert. Die Hemmung der Anlagerung *in vitro* an menschliche Harnwegsepithelzellen konnte jedoch für Antipili-Antikörper gezeigt werden [41].

Ein weiteres Beispiel für die mögliche Bedeutung der Adhärenz sind Pneumokokken, die sich normalerweise im Nasopharynx befinden und das Mittelohr infizieren können. Pneumokokken verursachen ca. 30% der Fälle von bakterieller Otitis media bei Kindern [27]. Die Fähigkeit, sich an menschliche pharyngeale Epithelzellen anzulagern, war bei Stämmen, die Otitis media verursachten, signifikant größer als bei solchen Stämmen, die von Patienten mit Meningitis oder Sepsis isoliert worden waren [4]. Kürzlich vorgestellte Ergebnisse weisen darauf hin, daß die Zuckeranteile, die als Rezeptoren für Pneumokokken-Adhäsine dienen, zu den ,,neolactoseries glycolipids" gehören [66].

Die Oligosaccharid-Bindung und -Erkennung scheint eine allgemeine Fähigkeit von adhärierenden Bakterien zu sein, und die Interferenz mit der Adhäsion könnte eine teilweise Verringerung der Virulenz eines Pathogens bewirken, die dann die Balance zugunsten des Wirtes verschiebt. In der Tat wurde berichtet, daß die Otitis media seltener bei

Muttermilch-ernährten kleinen Kindern auftritt [23, 45, 56]. Die Gründe dafür sind nicht bekannt, aber das Muttermilch-ernährte Baby „badet" seinen oberen Respirationstrakt in Milch, und von menschlicher Milch wurde berichtet, daß sie sehr effizient die Anlagerung von Pneumokokken an Epithelzellen des Retropharynx verhindert [66]. Andererseits kann dies nicht durch die Wirkung spezifischer Immunglobuline alleine erklärt werden. Oligosaccharide der „neolactoseries" der Glykolipide sind in menschlicher Milch vorhanden und könnten als Rezeptor-Analoga die Anlagerung verhindern; zusammen mit Sekret-IgA-Antikörpern der Milch, die gegen Pneumokokken gerichtet sind, schützen sie das Muttermilch-ernährte Kind gegen Otitis media [33].

IgA-Defekt

Der selektive IgA-Defekt ist der häufigste primäre Immundefekt. Weniger als 0,05 g IgA pro Liter sollten als IgA-Defekt betrachtet werden [3]. Die Häufigkeit dieses Defektes variiert stark in Abhängigkeit von der untersuchten Population. Unter 394 629 Blutspendern aus verschiedenen Ländern fanden sich 695 Fälle, was einer durchschnittlichen Häufigkeit von 1:600 entsprach [32].

Da das IgA-System offensichtlich eine wichtige Rolle bei der lokalen Abwehr spielt, sollten Infektionsprobleme bei IgA-Defekt häufig vorkommen. Jedoch sind viele Patienten mit IgA-Defekt vollkommen gesund. Dies zeigt höchstwahrscheinlich die Effizienz der Wirtsabwehr, die in der Lage ist, bei der großen Zahl von Faktoren in einem komplexen Synergismus mit kompensatorischen Mechanismen diesen Defekt zu substituieren. IgM kann z. B. sekretorische Komponenten binden und IgA in Sekreten ersetzen, und gelegentlich haben IgA-defiziente Patienten erhöhte Serum-IgG-Spiegel [14, 49, 57].

Das klinische Bild des IgA-Defektes zeigt eine Beziehung zu einer Anzahl von Symptomen, und zwar am häufigsten Infektionen, Autoimmunität und Beschwerden von seiten des Intestinaltraktes [1, 17, 26, 36, 71].

Kontroverse Ergebnisse sind über IgA-Defekt und Infektionen publiziert worden. Viele haben über eine Steigerung der Häufigkeit von Atemwegsinfektionen berichtet, die meistens leicht bis mäßig schwer verliefen und den oberen Respirationstrakt betrafen [1, 36]. Bei hospitalisierten Patienten, die auf IgA-Defekte untersucht worden waren, waren rekurrierende Atemwegsinfektionen häufiger als bei gesunden Personen [21], aber unter Blutspendern mit IgA-Defekt wurde keine gesteigerte Häufigkeit von Infektionen im Vergleich zu Blutspendern mit normalen Immunglobulinspiegeln gefunden [40].

Ein Grund für häufigere Atemwegsinfektionen bei IgA-Defekt könnte die Beziehung zu anderen Defekten wie Lungenhämosiderose [1] und α_1-Antitrypsin-Defekt [10] oder, wie von Brandtzaeg u. a. vorgeschlagen [14], eine weniger starke kompensatorische IgM-Produktion in der Schleimhaut des Respirationstraktes im Vergleich zur Darmmukosa darstellen. Wenn schwerere Respirationstraktinfektionen auftreten, könnte man vermuten, daß solche Patienten ein kombiniertes IgA-IgG_2-Defektsyndrom haben, wie es kürzlich beschrieben worden ist [53].

Andere Infektionen, die häufiger vorkommen, sind letale Varizellen [1, 36] und chronische Candidiasis [20]. Meist wird aber nur von einzelnen oder einigen wenigen Patienten berichtet, und ein zufälliges Zusammentreffen kann nicht ausgeschlossen werden.

Autoimmunität war am häufigsten mit IgA-Defekten kombiniert, und zwar nach einem umfangreichen Überblick von Amman und Hong [1] mit rheumatoider Arthritis und systemischem Lupus erythematodes als häufigsten Erscheinungsbildern. Die Wahrscheinlichkeit eines zufälligen Auftretens von rheumatoider Arthritis und SLE ist sehr gering ($p<0{,}0005$) [1,3]. Eine Anzahl anderer Autoimmunkrankheiten ist ebenfalls bei Patienten mit IgA-Defekten beobachtet worden, so z. B. perniziöse Anämie [36], hämolytische Anämie [26, 36], Thyreoiditis [20, 26], chronische Hepatitis [20], idiopathische Thrombozytopenie [20, 26] und ein insulinabhängiger Diabetes [62].

Ebenfalls in Abwesenheit von Autoimmunerkrankung haben viele IgA-defekte Patienten Autoantikörper [1, 3, 17, 70]; z. B. sind Antikörper gegen IgA häufig und können zu anaphylaktischen Reaktionen speziell bei intravenösen Infusionen mit IgA enthaltenden Produkten führen [58, 68]. Aber intravenös verabreichte Immunglobuline mit niedrigem IgA-Gehalt sind ohne Nebeneffekte an einigen Patienten mit dem IgA-IgG_2-Syndrom verabfolgt worden [34], eine wichtige Beobachtung, da diese Patienten mit Immunglobulinen substituiert werden sollten [52–54].

Als Erklärung für Autoimmunphänomene bei IgA-defekten Patienten kann herangezogen werden, daß die Abwesenheit eines IgA-abhängigen Antigenausschlußmechanismus von einer gesteigerten Antigenexposition gefolgt wird. Die verstärkte Schleimhautexposition gegenüber verschiedenen Antigenen könnte auch auf dem Wege von Kreuzreaktionen eine Autoimmunität induzieren, oder ein verstärkter Kontakt mit infektiösen Mikroorganismen könnte mit Autoimmunität durch Gewebeschädigung einhergehen. Eine weitere Möglichkeit wäre eine prinzipielle Anomalität des T-Zell-Systems. Ein Hinweis sind die niedrige Zahl von T-Zellen und der niedrige Spiegel von Thymushormonen, die von einigen Autoren berichtet worden sind [18, 69].

Die gleichen Mechanismen könnten auch erklären, warum Symptome von seiten des Gastrointestinaltraktes bei IgA-Defekten häufig sind. Eine Malabsorption kommt verstärkt vor, wie z. B. Gluten-Enteropathie und chronisch entzündliche Darmerkrankungen [1, 2, 26, 37].

IgG-Antikörper und Schleimhautimmunität

Große Mengen von IgG sind in den Extrazellularräumen der Darmschleimhaut nachgewiesen worden [13]. Diese Antikörper können gut eine Invasion von Mikroorganismen durch die Schleimhautmembranen verhindern.

Dies könnte durch die Tatsache unterstrichen werden, daß Antikörper gegen Polysaccharidkapseln – obligate Virulenzfaktoren von *Haemophilus influenzae, Neisseria meningitidis* und Pneumokokken, die alle wichtige Pathogene für Säuglinge und kleine Kinder darstellen – vorwiegend zur IgG-Klasse gehören. Die B-Lymphozyten, die IgG_2 produzieren, erscheinen spät in der Ontogenie [5]. Im Alter von 24 Monaten sind diese B-Lymphozyten immer noch in geringer Zahl vorhanden, und dies erklärt die gesteigerte

Häufigkeit von Infektionen mit diesen Erregern und die schwache Antikörperantwort gegen Polysaccharid-Vakzinen bei Kindern im Alter von weniger als 2 Jahren [60].

Die Bedeutung von IgG_2-Antikörpern für die Wirtsabwehr wird durch das Vorherrschen von Infektionen des oberen und unteren Respirationstraktes bei IgG_2-defekten Patienten illustriert [52–54]. Der IgG_2-Defekt kann isoliert oder als Teilaspekt zusammen mit anderen Immundefektsyndromen auftreten. Sehr wichtig ist der Bericht von Oxelius und Mitarbeitern, daß von 39 Patienten mit IgA-Defekten, die näher untersucht worden waren, 9 mit den häufigsten Infektionsproblemen ebenfalls einen IgG_2-Defekt aufwiesen [53].

Unter 22 Patienten mit Ataxia teleangiectatica zeigten alle vermindertes IgG_2, und 9 Patienten mit sehr niedrigem oder nicht nachweisbarem IgG_2 hatten chronische Lungenerkrankungen und/oder eine chronische Sinusitis [54]. Es bestand keine Korrelation zu ihren IgA-Spiegeln. Während IgA-Defekte durch erhöhte Produktion von sekretorischem IgM kompensiert werden können, können IgG_2-Defekte unkompensiert bleiben. Diese Befunde sollten besonders beachtet werden, da ein totaler Defekt von IgG selten bei selektiven IgG_2-Defekten, IgA-Defekten oder Ataxia teleangiectatica festgestellt wird, so daß nach IgG_2-Defekten spezifisch gesucht werden muß.

Infektionen mit bekapselten Bakterien sind auch häufig bei Patienten mit Hypogammaglobulinämie, was weiterhin die bedeutende Rolle von IgG bei der Hemmung der Mukosa-Penetration durch solche Pathogene unterstreicht. Viele Patienten mit Hypogammaglobulinämie entwickeln chronische Lungenerkrankungen wie Fibrose, Emphysem, Atelektasen und Bronchiektasien [25, 30] als Folge rekurrierender Infektionen. Daß die Häufigkeit von Infektionen durch Injektion von Immunglobulinen auf einem Minimum gehalten werden konnte, wurde schon von Bruton gezeigt [16]. Untersuchungen in unserer Gruppe durch Björkander und Mitarbeiter [10] weisen auf eine Beziehung zwischen Immunglobulinsubstitution und Lungenfunktion hin. Patienten, die eine inadäquate Immunglobulinsubstitution bekommen hatten ($<$ 25 mg/kg und Woche), zeigten signifikant schlechtere Lungenfunktionen als Patienten mit adäquater Substitution. Weiterhin waren bei Patienten, die den Defekt vor dem 15. Lebensjahr zeigten, Größenwachstum und Gewicht reduziert, und zwar besonders bei denen, die nicht adäquat substituiert worden waren. Bemerkenswerterweise gab es eine diagnostische Verzögerung von 12 Jahren (Bereich 1–49 Jahre).

Eine gesteigerte Aufmerksamkeit für Immunglobulindefekte ist dringend notwendig. Die effiziente Immunglobulinsubstitution, vorzugsweise mit intravenös verabreichbaren Immunglobulinpräparaten in Dosen, mit denen IgG-Serumspiegel von wenigstens 2 g/l erzielt werden [7], unterstützt wenn nötig durch Antibiotika, kann die Entwicklung von chronischen Lungenerkrankungen verhindern.

Granulozyten und lokale Abwehr

Eine vollständige Diskussion über Phagozyten beim abwehrgeschwächten Patienten wird später in diesem Symposium folgen. Hier sollen nur ein paar Bemerkungen über die Rolle der Neutrophilen in der lokalen Abwehr gemacht werden. Während der Reife der

Granulozyten nimmt ihre Verformbarkeit zu. Dies kann eine der Eigenschaften darstellen, die die Granulozyten zum Verlassen des Knochenmarks befähigen. Nach der kurzen Zeit von 5–7 Stunden im Kreislauf verlassen sie gewöhnlich die Zirkulation und befinden sich für 1–2 Tage in Regionen, die einen direkten Kontakt mit der äußeren Umgebung besitzen, wie die Haut und die Schleimhäute des Respirations- und des Gastrointestinaltraktes.

Das Risiko lebensbedrohlicher Infektionen bei erworbener oder angeborener Agranulozytose ist wohlbekannt, aber ein besseres Verständnis der Granulozyten und ihrer Rolle in lokalen Abwehrmechanismen kann man bei Patienten mit angeborenen oder chronischen Neutropenien erhalten. Das Infektionsmuster steht im scharfen Kontrast zu dem, das man bei erworbenen schweren Neutropenien beobachtet. Schwer verlaufende systemische Infektionen sind selten, aber die Patienten leiden unter Infektionen an der Eintrittspforte von Mikroorganismen. Hautinfektionen mit Staphylokokken kommen vor, wiederkehrende bakterielle Infektionen des oberen Respirationstraktes und Pneumonien sind häufig [24, 26], und ein sehr typischer Befund ist die schwere Parodontitis [6, 8, 26, 42]. In einer Übersicht über die primären Immundefekte in Schweden wurden 32 Fälle von Neutropenie beschrieben: 84% hatten rekurrierende Hautinfektionen, 89% Pneumonien und 70% Periodontitis [26].

Patienten mit angeborenen oder chronischen „gutartigen" Neutropenien besitzen manchmal die Fähigkeit, ihre Neutrophilenzahl nach Epinephrin- oder Endotoxingabe zu erhöhen. Es ist möglich, daß das gleiche während der klinischen Situation auftritt, d. h. eine Mobilisierung von Neutrophilen und die Hemmung der lokalen Ausbreitung der Infektion.

Granulozyten können wichtig sein bei der Verhinderung bakterieller Infektionen im Periodontium [8]. Bei chronischer Parodontitis akkumulieren Granulozyten in großer Zahl im Gingivalulkus, wo sie dann Bakterien phagozytieren können [43]. Bei experimenteller Neutropenie von Hunden tritt eine ähnliche schwere und destruktive Parodontitis auf [59].

Zusammenfassung

Lokale Immunität wird durch eine Zahl von Wirtsfaktoren bewirkt, die gegen verschiedene Virulenzmechanismen einer riesigen Zahl von Mikroorganismen gerichtet sind, die sich auf der Haut, auf den Schleimhäuten oder in den Sekreten befinden. Sekret-IgA-Antikörper spielen vermutlich eine entscheidende Rolle bei der Behinderung von Mikroorganismen und verschiedenen Antigenen, sich an die Schleimhautmembranen anzulagern; sie arbeiten daher zusammen mit unspezifischen Faktoren wie Peristaltik, Enzymen und Schleim.

Auf Haut und Schleimhäuten sind IgG-Antikörper und Granulozyten aktiv, vorwiegend gegen grampositive Bakterien. IgG_2-Antikörper, die spezifisch gegen bakterielle Polysaccharide gerichtet sind, erscheinen spät im Leben. Dies erklärt möglicherweise die große Häufigkeit von Infektionen mit *Haemophilus influenzae* und Pneumokokken und die schwache Immunantwort gegen Polysaccharidvakzine bei kleinen Kindern.

Literatur

[1] Ammann, A. J. and R. Hong: Selective IgA deficiency: Presentation of 30 cases and a review of the literature. Medicine 50 (1971) 223–236.
[2] Ammann, A. J. and R. Hong: Unique antibody to basement membrane in patients with selective IgA deficiency and coeliac diesease. Lancet 1 (1971) 1264–1265.
[3] Ammann, A. J. and R. Hong: Disorders of the IgA system. In: Stiehm, R. T. and V. Fulginiti (eds.), Immunologic disorders in infants and children. 2nd ed. p. 260–274. Saunders, Philadelphia (1980).
[4] Andersson, B. et al.: Adhesion of Streptococcus pneumoniae to human pharyngeal epithelial cells *in vitro*. Infect. Immun. 32 (1981) 311–317.
[5] Andersson, U. et al.: Humoral and cellular immunity in humans studied at the cell level from birth to two years of age. Immunolog. Rev. 57 (1981) 5–38.
[6] Andrews, R. G. et al.: Chronic benign neutropenia of childhood with associated oral manifestations. Oral Surg. Oral Med. Oral Pathol. 20 (1965) 719–725.
[7] Appropriate uses of immunoglobulins in clinical practice: Memorandum from an IUIS/WHO meeting. Bull. WHO 60 (1982) 43–69.
[8] Baehni, P. C. et al.: Periodontal status with associated chronic neutropenia. J. Clin. Periodont. 10 (1983) 222–230.
[9] Bienenstock, J. et al.: A common mucosal immune system. In: Orga, P. L. and D. H. Dayton (eds.), pp. 91–98. Raven Press, New York, N.Y. (1979).
[10] Björkander, J. et al.: Hypogammaglobulinaemia: Delayed diagnosis, inadequate treatment and abnormal lung function. Europ. J. Resp. Dis. in press (1983).
[11] Brandtzaeg, P.: Polymeric IgA is complexed with secretory component (SC) on the surface of human intestinal epithelial cells. Scand. J. Immunol. 8 (1978) 39–52.
[12] Brandtzaeg, P. and K. Baklien: Intestinal secretion of IgA and IgM: a hypothetical model. In: Immunology of the gut. Ciba Foundation Symposium 46 Amsterdam, pp. 77–113. Elsevier/Excerpta Medical North Holland (1977).
[13] Brandtzaeg, P. and K. Baklien: Immunohistochemical studies of the immunoglobulin-producing cell systems of the human intestinal mucosa. Acta Histochem. Suppl. Band XXI (1980) 105–119.
[14] Brandtzaeg, P. et al.: Immunoglobulin M: Local synthesis and selective secretion in patients with immunoglobulin A deficiency. Science 160 (1968) 789–780.
[15] Brinton, C.: The structure, function, synthesis and genetic control of bacterial pili, and a molecular model für DNA and RNA transport in gram negative bacteria. Trans. N.Y. Acad. Sci., 27 (1965) 1003–1054.
[16] Bruton, O. C.: Agammaglobulinaemia. Pediatrics 9 (1952) 722–728.
[17] Buckley, R. H.: Clinical and immunologic features of selective IgA deficiency. Birth Defects, Original Articles Series 11 (1975) 134–142.
[18] Cassidy, J. T. et al.: Functional assessment of a B cell defect in patients with selective IgA deficiency. Clin. Exper. Immunol. 35 (1979) 296–305.
[19] Casterline, C. L. et al.: Selective IgA deficiency and Pi ZZ antitrypsin deficiency. Association with recurrent sinopulmonary infections, emphysema, and bronchiectasis. Chest 73 (1978) 885–886.
[20] Claman, H. N. et al.: Hypogammaglobulinemia primary and secondary: Immunoglobulin levels (G, A, M) in one hundred and twenty-five patients. J. Allergol. 38 (1966) 215–225.
[21] Collins-Williams, C. et al.: Incidence of isolated deficiency of IgA in the serum of Canadian children. Ann. Allergy 30 (1972) 11–23.
[22] Crago, S. S. et al.: Secretory component of epithelial cells is a surface receptor for polymeric immunoglobulins. J. Exp. Med. 147 (1978) 1832–1837.
[23] Cunningham, S. S.: Morbidity in breast-fed and artificially fed infants II. J. Pediatr. 95 (1979) 685–689.
[24] Dale, D. C. et al.: Chronic neutropenia. Medicine 58 (1979) 128–144.
[25] Dukes, R. J. et al.: Pulmonary manifestations of hypogammaglobulinaemia. Thorax 33 (1978) 603–607.
[26] Fasth, A.: Primary immunodeficiency disorders in Sweden: Cases among children, 1974–1979. J. Clin. Immunol. 2 (1982) 86–92.
[27] Finland, M.: Pneumonia and pneumococcal infections. Am. Rev. Resp. Dis. 120 (1979) 481–502.

[28] Fubara, E. S. and R. Freter: Protection against enteric bacterial infection by secretory IgA antibodies. J. Immunol. 111 (1973) 395–403.
[29] Gibbons, R. J. and J. van Houte: Bacterial adherence in oral microbial ecology. Am. Rev. Microbiol. 29 (1975) 19–44.
[30] Good, R. A. and W. F. Mazzitello: Chest disease in patients with hypogammaglobulinaemia. Dis. Chest 29 (1956) 9–35.
[31] Hanson, L. Å. and P. Brandtzaeg: The mucosal defense system. In: Stiehm, R. T. and V. Fulginiti (eds.), Immunologic disorders in infants and children. 2nd ed. pp. 137–164. Saunders, Philadelphia (1980).
[32] Hanson, L. Å. et al.: Selective IgA deficiency. In: Chandra, R. K. (ed.), Immunodeficiency diseases, Churchill Livingstone, Edinburg, in press 1983.
[33] Hanson, L. Å. et al.: Mucosal immunity. In: Conference on the secretory immune system. N.Y. Academy Science, New York N.Y., in press 1983.
[34] Heremans, J. F.: Immunoglobulin A. In: Sela, M. (ed.), The antigens. Vol. II pp. 365–522, Academic Press, New York, N.Y. (1974).
[35] Heremans, J. F.: The secretory immune system. A critical reappraisal. In: Neter, E. and F. Milgrom (eds.), The immune systems and infectious diseases, pp. 376–385, Karger, London (1975).
[36] Hobbs, J. R.: Immune imbalance in dysgammaglobulinaemia type IV. Lancet 1 (1968) 110–114.
[37] Hodgson, H. J. F. and D. P. Jewell: Selective IgA deficiency and Crohn's disease; report of two cases. Gut 18 (1977) 644–646.
[38] Källenius, G. et al.: The p^k antigen as receptor for the hemagglutinin of pyelonephritic *E. coli*. FEMS Microbiol. Lett. 7 (1980) 297–302.
[39] Källenius, G. et al.: Incidence of P-fimbriated *E.coli* in urinary tract infections. Lancet ii (1981) 1369–1372.
[40] Koistinen, J.: Selective IgA deficiency in blood donors. Vox Sang. 29 (1975) 195–202.
[41] Korhonen, T. K. et al.: Binding specificity of piliated strains of *E. coli* and *S. typhimurium* to epithelial cells, *Saccharomyces cerevisiae* cells and erythrocytes. Infect. Immun. 32 (1981) 796–804.
[42] Kyle, R. A. and J. W. Linman: Gingivitis and chronic idiopathic neutropenia: Report of two cases. Mayo Clinic Proc. 45 (1970) 494–504.
[43] Lange, D. and H. E. Schroeder: Cytochemistry and ultrastructure of gingival sulcus cells. Helv. Odont. Acta 15 (1971) 65–86.
[44] Lamm, M. E. et al.: Mode of induction of an IgA response in the breast and other secretory sites by oral antigen. In: Orga, P. L. and D. H. Dayton (eds.), Immunology of Breast Milk. 105–109. Raven Press, New York, N.Y. (1979).
[45] Larsen, S. A. and D. R. Homer: Relation of breast versus bottle feeding to hospitalization for gastroenteritis in a middle-class US population. J. Pediatr. 92 (1978) 417–418.
[46] Leffler, H. and C. Svanborg Edén: Glycolipid receptors for uropathogenic *E.coli* attaching to human urinary tract epithelial cells and agglutinating human erythrocytes. FEMS Microbiol. Lett. 8 (1980) 127–134.
[47] Leffler, H. and C. Svanborg Edén: Glycolipid receptors for uropathogenic *E.coli* binding to human erythrocytes and uroepithelial cells. Infect. Immun. 34 (1981) 920–929.
[48] Leffler, H. et al.: Glycosphingolipids as receptors for bacterial adhesion. Host glycolipid diversity and other selected aspects. In: Boedeker E. C. (ed.), Attachment of Microorganisms to the gastrointestinal mucosal surface. CRC Press, in press 1983.
[49] Matuchansky, C. et al.: Immunocytes et immunoglobulines du tube digestif au cours des déficits immunitaires primitifs de l'adulte. Gastroenterol. Clin. Biol. 1 (1977) 331–343.
[50] Nagura, H. et al.: Ultrastructural localization of J-chain in human intestinal mucosa. J. Immunol. 123 (1979) 1044–1050.
[51] Ogra, P. L. and D. T. Karzon: Distribution of poliovirus antibody in serum, nasopharynx and alimentary tract following segmental immunisation of lower alimentary tract with poliovaccine. J. Immunol. 102 (1969) 1423–1431.
[52] Oxelius, V.-A.: Chronic infections in a family with hereditary deficiency of IgG_2 and IgG_4. Clin. Exp. Immunol. 17 (1974) 19–27.
[53] Oxelius, V.-A. et al.: IgG subclasses in selective IgA deficiency; importance of IgG_2-IgA deficiency. N. Engl. J. Med. 304 (1981) 1476–1477.

[54] Oxelius, V.-A. et al.: IgG_2 deficiency in ataxia-telangiectasia. N. Engl. J. Med. 306 (1982) 515–517.
[55] Perkins, J. C. et al.: The relative role of serum and nasal secretory neutralizing antibodies in protection against experimental rhinovirus illness. In: The Secretory Immunologic System, pp. 203–213. National Institute of Child Health and Human Development, Bethesda, MD (1971).
[56] Saarinen, U. M.: Prolonged breast feeding as prophylaxis for recurrent otitis media. Acta Paediatr. Scand. 71 (1982) 567–571.
[57] Savilahti, E.: IgA deficiency in children. Immunoglobulin-containing cells in the intestinal mucosa, immunoglobulins in secretions and serum IgA levels. Clin. Expr. Immunol. 13 (1973) 395–406.
[58] Schmidt, A. P. et al.: Anaphylactic transfusion reaction associated with anti-IgA antibody. N. Eng. J. Med. 280 (1969) 188–193.
[59] Schroeder, H. E. and R. Attström: Pocket formation. In: Lehner, T. and G. Chinasoni (eds.), The borderland between caries and periodental disease, pp. 99–123. Academic Press, London (1980).
[60] Shiffman, G.: The immune response to pneumococcal polysaccharide antigens: status report. In: Seminars in Infectious Disease. Bacterial vaccines. Weinstein, L., B. N. Fields (eds.), Vol IV (1982) 294–304.
[61] Smith, H. W. and M. A. Lingood: Observations on the pathogenetic properties of K88, Hly and Ent plasmids of *Escherichia coli* with particular reference to porcine diarrhoea. J. Med. Microbiol. 4 (1971) 467–485.
[62] Smith, W. I. et al.: Immunopathology of juvenile-onset diabetes mellitus I. IgA deficiency and juvenile diabetes. Diabetes 27 (1978) 1092–1097.
[63] Sommers, H. M.: The indigenous microbiota of the human host. In: Youmans, G. P. et al. (eds.), The biologic and clinical basis of infectious diseases. W. B. Saunders, Philadelphia (1974).
[64] Svanborg Edén, C. et al.: Variable adherence to normal human urinary-tract epithelial cells of *Escherichia coli* strains associated with various forms of urinary-tract infection. Lancet, II (1976) 490–492.
[65] Svanborg-Edén, C. et al.: Receptor analogs and antipili antibodies as inhibitors of attachment of uropathogenic *Escherichia coli*. In: Strober, W. et al. (eds.), Recent advances in mucosal immunity, pp. 355–369. Raven Press, New York, N.Y. (1982).
[66] Svanborg Edén, C. et al.: Receptor analogues and anti-pili antibodies as inhibitors of bacterial attachment in vivo and in vitro. In: Conference on the Secretory immune system. N.Y. Acad. Science, New York, N.Y., in press 1983.
[67] van der Waaij, D. et al.: Colonization resistance of the digestive tract in conventional and antibiotic-treated mice. J. Hyg. 69 (1971) 406–411.
[68] Vyas, G. N. et al.: Serologic specificity of human anti-IgA and its significance in transfusion. Blood 34 (1969) 573–582.
[69] Waldmann, T. A. et al.: Defect in IgA secretion and in IgA specific suppressor cells in patients with selective IgA deficiency. Trans. Assoc. Am. Physicians 89 (1976) 215–224.
[70] Wells, J. V. et al.: Antibodies to human collagen in subjects with selective IgA deficiency. Clin. Expr. Immunol. 13 (1973) 203–208.
[71] West, C. D. et al.: Immunoglobulin levels from the newborn period to adulthood and in immunoglobulin deficiency states. J. Clin. Invest. 41 (1962) 2054–2064.

Diskussion

Brunner, Wuppertal: Gibt es bei selektivem IgA-Mangel und notwendig werdender Immunisierung irgendwelche Faktoren, die man beachten muß? Darf man bei selektivem IgA-Mangel mit lebenden Bakterien nicht immunisieren, z. B. gegen Typhus?

Fasth, Göteborg: Man kann sehr gut immunisieren mit jeder Art von Impfstoffen. Es gibt keine nachgewiesenen T-Zellen-Defekte, die hier gefährlich werden könnten.

Opferkuch, Bochum: Welche Infekte sind bei Teleangiektasie und Antikörpermangel vorherrschend?

Fasth, Göteborg: Es sind die Infekte der oberen Atemwege und der Lunge durch *Streptococcus pneumoniae* und *Haemophilus influenzae*.

Marget, München: Sie haben für die Adhäsion gezeigt, daß die Glykolipide eine ganz große Bedeutung haben. Ist es denkbar, diese Glykolipide präventiv einzusetzen, um die Adhäsion zu reduzieren, z. B. bei einer rekurrierenden Harnwegsinfektion?

Fasth, Göteborg: Ja, ich würde sagen, daß es nicht nur möglich ist, sondern vielleicht in nächster Zukunft ein ganz nützlicher Impfstoff wäre. In unserer Gruppe werden Versuche dahingehend durchgeführt, daß man z. B. Rezeptoren mit anderen Strukturen verbindet und damit einen Impfstoff schafft.

Westerhausen, Duisburg: Sie haben gesagt, man findet häufig Anti-IgA-Antikörper bei IgA-Mangel. Ist es ein angeborener IgA-Mangel, oder gibt es auch einen erworbenen IgA-Mangel aufgrund solcher Antikörper?

Fasth, Göteborg: Das weiß ich nicht. Ob bei einem sekundären IgA-Mangel, z. B. unter Behandlung mit Antiepileptika, auch Anti-IgA-Antikörper aufzuweisen sind, weiß ich nicht.

Nowrousian, Essen: Sie haben sehr schön gezeigt, daß bei immundefizienten Patienten die Substitution von Immunglobulinen zu einer Infektbekämpfung ausreicht oder, sagen wir, einen Effekt hat. Es stellt sich jedoch die Frage, ob bei Patienten, bei denen keine Immundefizienz besteht, die aber infektgefährdet sind oder eine Sepsis haben, die zusätzliche Gabe von Immunglobulinen einen Effekt haben könnte.

Fasth, Göteborg: Das ist eine recht umfangreiche, schwere Frage. Ich glaube, solange wir noch nicht besser wissen, ob wir einen Effekt erzielen können oder nicht, müssen wir unseren Einsatz von Immunglobulinen sehr stark einschränken. Ich persönlich bin der Meinung, wenn ich einen Patienten mit ausgeprägten Infektionen in der Krankengeschichte habe und bei ihm keinen Immundefekt feststellen kann, daß ich dann in bestimmten Fällen Immunglobuline geben könnte, und zwar in derselben Dosierung, als bestände ein Immundefekt. Aber ich gebe sie nur z. B. 4 Monate lang, dann setze ich sie ab, unabhängig von der Wirkung. Auch wenn ich der Meinung bin, daß sie für den Patienten gut gewesen ist, setze ich die Immunglobulingabe dann ab und warte ein halbes Jahr, um zu sehen, was in dieser Zeit passiert.

Schumacher, Stuttgart: Die chronische Anwendung von Immunglobulinen ohne nachgewiesenen Immundefekt bei gehäuften Infekten ist ja sehr problematisch, und da muß man eigentlich abwarten. Ich meine, es kann in der aktuellen Situation eines septischen Prozesses durchaus der Fall sein, daß die quantitativen Immunglobuline im Serum ausreichend sind, rein quantitativ, daß aber der aktuell benötigte Antikörper fehlt. Wenn man also wüßte, welchen Antikörper man brauchte, und man könnte ein Hyperimmunglobulin dann applizieren, dann wäre das in meinen Augen eine logische Maßnahme. Aber die chronische Applikation würde ich wirklich nur bei nachgewiesenem Antikörpermangel in der Kombination mit gehäuften Infekten für richtig halten.

Fasth, Göteborg: Ja, dazu würde ich sagen, daß im Prinzip auch unser Ansatz so ist, wie Sie eben beschrieben haben. Die Applikation von Immunglobulinen ist wirklich nichts für die allgemeine Anwendung. Sie sollte sehr selektiv gehandhabt werden, und nur in einzelnen Fällen kann man eine Immunglobulintherapie ohne nachgewiesenen Immunmangel einsetzen.

N. N.: Es wird behauptet, daß die Immunglobuline die Toxine binden, z. B. bei Patienten, die granulozytopenisch sind, antibiotisch behandelt werden und nicht entfiebern. Die Frage stellt sich manchmal, ob dieses Fieber, das unverändert besteht, immer noch Ausdruck der bestehenden Septikämie ist oder ob es nur die Toxine sind, die noch im Kreislauf existieren und das Fieber verursachen. Wäre dann die Gabe von Immunglobulinen gerechtfertigt, damit man eben diese Toxine bindet, um den Patienten dadurch schneller zu entfiebern? Wieweit gilt diese Hypothese?

Fasth, Göteborg: Ich habe Immunglobuline bei dieser Indikation nie gegeben.

Schumacher, Stuttgart: Immunglobuline sind keine unspezifischen Stoffe, keine unspezifischen Antitoxine und auch keine antipyretischen Substanzen. Wir haben eine randomisierte Studie gemacht bei Leukämie-Patienten mit und ohne Immunglobuline bei hochfieberhaften und septischen Zuständen. Wir können sagen, daß Immunglobuline – auch hochdosiert bis 20 g pro Tag – weder den fiebrigen Status von solchen Patienten ändern noch den Krankheitsverlauf beeinflussen. Wenn Sie Immunglobuline dann kombinieren mit hochdosierten Granulozyten, dann ändert sich schlagartig die Situation. Das mag auf die Granulozytengabe zurückzuführen sein, es mag aber auch hier ein additiver Effekt möglicherweise eine Rolle spielen. Dies kann man nicht ganz von der Hand weisen.

Blaufuß, München: Wenn Sie Ihre Studie mit Frischplasma gemacht hätten, hätten Sie da andere Ergebnisse erwarten können?

Schumacher, Stuttgart: Dazu kann ich nichts sagen. Ich habe sie mit intravenös applizierbaren Immunglobulinen gemacht.

Opferkuch, Bochum: Die in der Pädiatrie zunehmenden Infektionen mit Streptokokken der Gruppe B werden immer in Zusammenhang mit IgG_2-Defizienz gebracht. Entspricht das auch Ihrer Erfahrung?

Fasth, Göteborg: Ich kann dazu nichts sagen.

Fülle, Berlin: Die Substitution von IgA-defizienten Patienten mit Immunglobulin ist meines Wissens sehr gefährlich wegen der Wirkung mit Anti-IgA. Haben Sie diese Patienten mit Immunglobulin-Präparaten substituiert, und wenn ja, mit welchen?

Fasth, Göteborg: Ja, das haben wir gemacht, es sind die Patienten mit der Kombination von IgA-Mangel und IgG_2-Mangel, also diejenigen, die schwerere Infektionen der Atemwege aufweisen. Wir haben ihnen intravenös Globulin als intaktes Molekül ohne Enzymzusatz, sondern einfach stabilisiert mit Albumin, gegeben. Wir haben keine Reaktionen bekommen, auch keine Erhöhung der Anti-IgA-Antikörper.

Granulozyten- und Monozyten-Funktionen bei Patienten mit verminderter Abwehrleistung

P. C. J. Leijh

Einleitung

Das Überleben eines Patienten, der mit pathogenen Mikroorganismen infiziert wird, hängt von zahlreichen Abwehrmechanismen ab. Einer der wichtigsten Abwehrmechanismen gegen Mikroorganismen, die die erste Verteidigungslinie – nämlich die intakte Haut, die Schleimhäute und lokal produzierte mikrobizide Faktoren – passiert haben, besteht in der Phagozytose, der intrazellulären Abtötung und der „Verdauung" von Mikroorganismen durch phagozytierende Zellen.

Der Körper besitzt zwei Arten von Phagozyten, zum einen die polymorphkernigen Leukozyten und zum anderen die mononukleären Phagozyten. Beide Zellinien stammen aus dem Knochenmark und wandern, nachdem sie zunächst im Blut zirkuliert sind, in die Gewebe aus, wo sie dann ihre Aufgaben erfüllen (Abb. 1). Reife Granulozyten entwikkeln sich aus Myeloblasten durch Proliferation und Differenzierung. Im Knochenmark stellen die Myeloblasten, Promyelozyten und die Myelozyten das mitotische „compartment" dar. Die Ausreifung dieser Zellen erfolgt im postmitotischen „compartment" (Metamyelozyten, stabkernige Formen und segmentkernige Granulozyten). Danach treten die Zellen in die Blutbahn über. Nach Zirkulation für etwa 10 Stunden wandern die Granulozyten in das Gewebe aus (Abb. 1) [25, 31, 87]. Mononukleäre Phagozyten haben ihren Ursprung ebenfalls im Knochenmark. Die unreifste Zelle dieser Linie, der Monoblast [32], teilt sich und bildet zwei Promonozyten, die sich ebenfalls teilen und dann zu Monozyten werden [22, 23]. Die Monozyten verlassen das Knochenmark ohne weitere Teilung und erreichen über den Blutkreislauf das Gewebe, wo sie ausreifen und zu Makrophagen werden (Abb. 1) [21, 23, 24]. Die Verweildauer, das „turn over", der Makrophagen in den Geweben beträgt etwa 1 Woche.

Bei der Invasion des Gewebes durch Mikroorganismen kommt es zu einer Reihe von Interaktionen mit dem Ziel, das infektiöse Agens zu eliminieren. Die Ereignisse, die sich beim Phagozytoseprozeß abspielen, sind schematisch in Abb. 2 dargestellt.

Die Interaktion von Mikroorganismen mit Proteinen des Komplementsystems kann zur Aktivierung dieses Systems führen [67, 68]. Bei diesem Aktivierungsvorgang können Spaltprodukte mit verschiedenen biologischen Eigenschaften gebildet werden. C5a, C5i57 und Ba besitzen chemotaktische Aktivität, d. h. sie induzieren eine gerichtete Bewegung der Granulozyten und der Monozyten zum Infektionsort hin [20, 35, 88, 95]. Diese gerichtete Bewegung kann auch durch verschiedene Produkte der Mikroorganismen angeregt werden, z. B. Formyl-Peptide und Lipide [46, 76–78]. Als Reaktion auf diese chemotaktischen Faktoren erreichen Granulozyten und Monozyten das entzündete Gewebe. Dadurch wird eine Situation geschaffen, in der Mikroorganismen, phagozytierende Zellen und humorale Faktoren sich in engem Kontakt befinden.

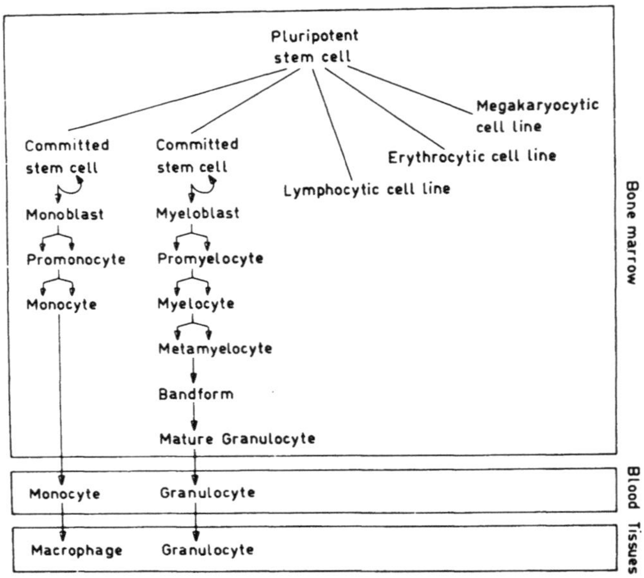

Abb. 1 Differenzierung und Lokalisation der Zellen, die von der hämopoetischen Stammzelle ausgehen.

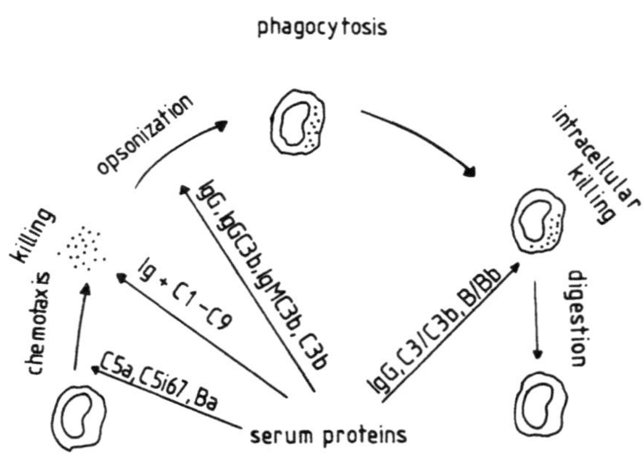

Abb. 2 Schematische Darstellung möglicher Interaktionen zwischen Phagozyten, Mikroorganismen und Serumproteinen.

Die Erkennung von Partikeln durch Phagozyten

Obgleich die Phagozytose von Partikeln schon 1862 durch Haeckel [36] beobachtet worden war und Metchnikoff [63] Makrophagen und Mikrophagen bereits 1882 beschrieben hatte, wurde die Rolle von Serumfaktoren bei diesem Prozeß erst 1904 deutlich, als Wright und Douglas [98] zeigten, daß solche Substanzen für eine optimale Aufnahme obligatorisch sind. Diese unbekannten Serumfaktoren wurden Opsonine genannt, weil sie die Fähigkeit hatten, die Partikel so zu modifizieren, daß sie für die Phagozyten leichter erkennbar und aufnehmbar wurden. Die Opsonisierung wird durch die Anlagerung von spezifischen Antikörpern der IgG-Klasse an die Mikroorganismen erreicht, und zwar mit oder ohne Komplement oder durch IgM-Antikörper zusammen mit Komplement. Von den menschlichen Immunglobulinen sind IgG (und speziell die Subklassen IgG_1 und IgG_3) die hauptsächlichen opsonisierenden Antikörper. Der Antikörper bindet an die Partikel mit seinem $(Fab^1)_2$-Teil, so daß sein Fc-Teil aus der Oberfläche des Partikels herausragt. Da Phagozyten Membranrezeptoren für den Fc-Teil des IgG besitzen [1, 3, 41, 42, 58, 59, 62], erkennen sie die IgG-bedeckten Partikel. IgM hat keine opsonisierende Fähigkeit, aber die Bindung von IgM-Antikörpern an die Partikel fördert die Aktivierung des Komplementsystems. Dies wiederum führt zur Anlagerung von C3b an die Partikel und damit zur Erkennung der Partikel durch die Phagozyten über ihren C3b-Rezeptor [7, 8, 19, 24, 42, 60]. Die Ansammlung von C3b an den Mikroorganismen kann auch über eine Aktivierung der alternativen Komplementsequenz erfolgen, die durch Zellwandstrukturen der Mikroorganismen selbst initiiert werden kann [94, 96].

Die Erkennung der mit IgG und/oder C3b bedeckten Teilchen über Fcγ- und C3b-Rezeptoren stellt den Hauptmechanismus zur Einleitung der Aufnahme von Fremdmaterial (z. B. Mikroorganismen) dar und wird Immunphagozytose genannt.

Aufnahmephase

Sobald die Mikroorganismen von den Phagozyten erkannt und an sie angelagert worden sind, kann die Aufnahme erfolgen. Der Mechanismus, der der Aufnahme der Partikel

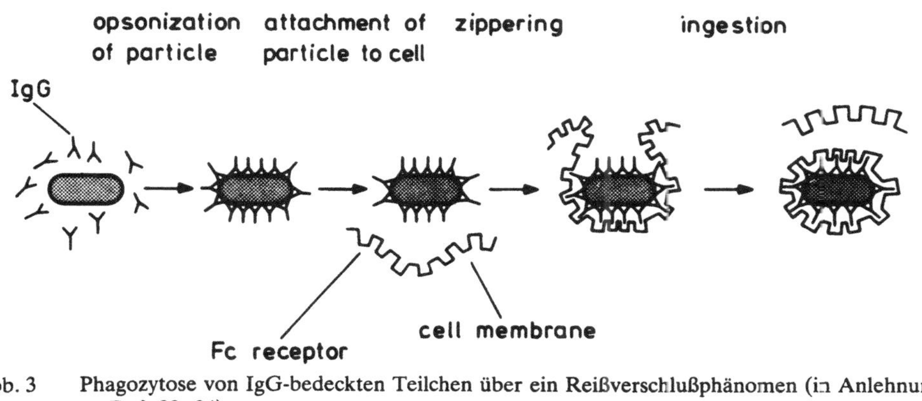

Abb. 3 Phagozytose von IgG-bedeckten Teilchen über ein Reißverschlußphänomen (in Anlehnung an Ref. 33, 34).

durch Makrophagen zugrunde liegt, wurde detailliert von Silverstein und Griffin [33, 34, 79] untersucht. Die Experimente dieser Autoren zeigten, daß eine einzige Rezeptor-Liganden-Interaktion zwischen einem Partikel und einem Phagozyten nicht genügt, um die vollständige Aufnahme der Partikel zu gewährleisten. Statt dessen umgibt die Phagozytenmembran aufgrund der Rezeptor-Opsonin-Interaktion das rote Blutkörperchen in reißverschlußähnlicher Weise (Abb. 3). Nachdem die Spitze der Pseudopodien, die ein Partikel umgeben, miteinander in Kontakt getreten sind, wird der Mikroorganismus in ein Phagosom aufgenommen. Die Membran dieser Vakuole fusioniert dann mit der von Lysosomen und führt damit zur Bildung der Phagolysosomen.

Abtötung der Mikroorganismen durch Phagozyten

Die Interaktion zwischen opsonisierten Mikroorganismen und der Phagozytenmembran führt nicht nur zur Aufnahme der Organismen, sondern induziert auch einen „metabolic burst", der charakterisiert ist z. B. durch eine Steigerung der „Hexosemonophosphate(HMP) shunt"-Aktivität, gesteigerten Sauerstoff-(O_2-)Verbrauch und Produktion von Superoxidanionen (O_2^-.) und Wasserstoffperoxid (H_2O_2) (Abb. 4) [4, 43, 45, 75]. Sowohl O_2^-. als auch H_2O_2 besitzen mikrobizide Aktivität. H_2O_2 bildet zusammen mit Halogenionen und Myeloperoxidase der Phagozyten sogar ein noch stärker mikrobizides System [47, 48, 73].

Neben diesem sauerstoffabhängigen mikrobiziden System existieren noch sauerstoffunabhängige Aktivitäten [26]: z. B. die Wirkung von Lysozym auf empfängliche Mikroorganismen [82]; die Wirkung von Lactoferrin, das einen mikrobistatischen Effekt durch Bindung von Eisen haben kann, das wiederum für das normale Wachstum von Bakterien notwendig ist [70]; die Erniedrigung des pH [59] in den Phagosomen, was sich als mikrobizid erweisen kann, und die Aktivität von kationischen Proteinen, die letal sowohl für grampositive wie gramnegative Mikroorganismen sein kann [39, 40, 53, 69, 91].

Mit Hilfe einer Methode, bei der die intrazelluläre Abtötung unabhängig von der Aufnahme der Mikroorganismen bestimmt wurde, konnten wir kürzlich zeigen, daß die phagozytierenden Zellen für einen optimalen Abtötungseffekt durch extrazelluläre Serum-

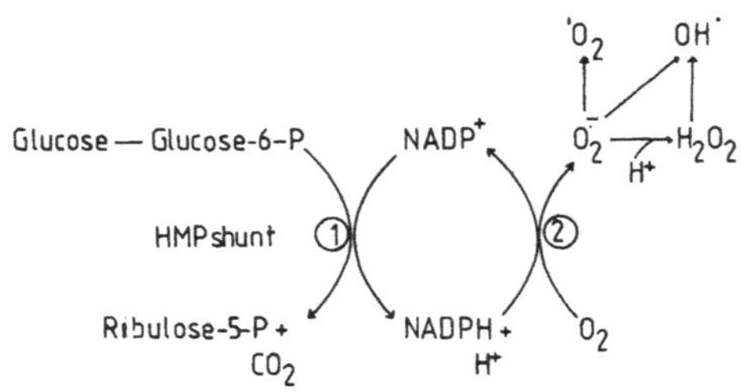

Abb. 4 Vereinfachte Darstellung des „metabolic burst", aktiviert durch einen Auslösemechanismus an der Membran des Phagozyten:
1. Glucose-6-Phosphat-Dehydrogenase und 6-Phosphogluconat-Dehydrogenase,
2. NADPH-oxidase.

faktoren stimuliert werden müssen. Weitere Untersuchungen haben gezeigt, daß die intrazelluläre Abtötung durch IgG und Komplementkomponenten (C3/C3b und B/Bb) [54–57] stimuliert wird. IgG, speziell die Subklassen IgG_1 und IgG_3, wirkten über eine Interaktion des Fc-Teiles des IgG-Moleküls mit dem Fcγ-Rezeptor in der Phagozytenmembran. C3/C3b und B/Bb stimulierten die intrazelluläre Abtötung über eine Interaktion mit ihrem entsprechenden Rezeptor in der Phagozytenmembran. Bei den Granulozyten erforderte die maximale Abtötung eine Komplementaktivierung, sowohl über die alternative als auch über die klassische Komplementsequenz, während bei den Monozyten nur die Aktivierung der alternativen Komplementsequenz notwendig war.

Die detaillierte Analyse der Korrelation zwischen der Aktivität der sauerstoffabhängigen mikrobiziden Systeme der Monozyten und der extrazellulären Stimulierung durch Serumfaktoren, die für das intrazelluläre „killing" notwendig waren, zeigte, daß zwei Phasen der mikrobiziden Aktivität der Monozyten unterschieden werden können: In der ersten Phase werden die opsonisierten Mikroorganismen während der Anlagerung an die Monozytenoberfläche durch die Wirkung der sauerstoffabhängigen mikrobiziden Systeme geschädigt, und in der zweiten Phase, nach vollständiger Aufnahme, regt die extrazelluläre Stimulierung durch Serumfaktoren ein Sauerstoff- und Myeloperoxidase-abhängiges mikrobizides System an. Die maximale Abtötung der Mikroorganismen erfordert das optimale Funktionieren der Systeme in beiden Phasen. Diese kurze Beschreibung der wichtigsten Arten der Interaktion zwischen phagozytierenden Zellen, Mikroorganismen und humoralen Faktoren, die bei der Zerstörung invasiver Mikroorganismen involviert sind, dient als Einleitung zur Diskussion der Wege, wie das System versagen kann, was dann die Entwicklung einer generalisierten Infektion erlaubt.

Chemotaxisdefekte

Die Unfähigkeit der Phagozyten, an den Ort der Entzündung zu wandern, kann zu einer schweren Infektion führen. Wie allen Phagozytosedefekten kann einer solchen verminderten Beweglichkeit ein Defekt im humoralen System – in diesem Falle der chemotaktischen Faktoren –, ein interner Defekt der Zellen selbst oder sogar eine Hemmung des Prozesses durch z. B. inhibitorische Eigenschaften der Mikroorganismen zugrunde liegen. Man hat gefunden, daß Defekte des chemotaktischen Faktors durch Verminderung von Komplementkomponenten bedingt sein können, die bei der Bildung dieses Faktors eine Rolle spielen [2, 12, 17, 20]. Ferner ist beschrieben worden, daß solche Defekte ihre Ursache in einer Verminderung der Immunglobuline [27, 83] oder der Gerinnungsfaktoren [92] und in Defekten chemotaktischer Lymphokine haben können [80]. Intrinsische Phagozytosedefekte, die die normale Reaktion der Zellen betreffen, auf einen chemotaktischen Stimulus hin zu wandern, sind beim Chediak-Higashi-Syndrom [13, 19], beim Hyperimmunglobulin-E- oder Job-Syndrom [9, 38], dem Actindysfunktions-Syndrom und dem „lazy leucocyte"-Syndrom beobachtet worden [65]. Erworbene Phagozytosedefekte sind bei Infektionen, nach Verbrennungen [89], bei Fällen von Unterernährung [15] oder während einer Periodontitis [14] gesehen worden.

Defekte der Opsonisierung

Defekte der Opsonisierung werden durch Fehlen oder verminderte Konzentration opsonisierender Proteine, z. B. der Gammaglobuline, und von Komplementkomponenten verursacht [44, 64, 93]. Tabelle 1 zeigt die opsonisierende Aktivität von Normalserum im Vergleich zur Aktivität von hitzeinaktiviertem Serum. Bei Abwesenheit der Komplementaktivität, z. B. mit hitzeinaktiviertem Serum, war die opsonisierende Aktivität um etwa 50% reduziert. Hitzeinaktiviertes Serum eines Patienten mit Agammaglobulinämie zeigt keine opsonisierende Aktivität. Nach Gammaglobulinsubstitution steigt jedoch die opsonisierende Aktivität dieses Serums bis auf normale Werte. Serum von Neugeborenen und Serum von Nabelschnurblut zeigt verminderte opsonisierende Aktivität gegenüber verschiedenen Mikroorganismen, deren Aufnahme von einem intakten Komplementsystem abhängt [18, 86].

Tab. 1 Phagozytose von *Staphylococcus aureus* durch menschliche Granulozyten

Opsonin	Phagozytose-Index nach 60 Min.*
10% normales frisches Serum	95%
10% normales hitzeinaktiviertes Serum	48%
Puffer	0%
10% agammaglobulinämisches hitzeinaktiviertes Serum	5%
10% agammaglobulinämisches hitzeinaktiviertes Serum nach Substitution	43%

* Gemessen als Verminderung der Zahl vermehrungsfähiger extrazellulärer Bakterien

Phagozytosedefekte

Über ein vollständiges Versagen phagozytierender Zellen, opsonisierte Mikroorganismen aufzunehmen, ist nie berichtet worden. Dies zeigt die Bedeutung dieser Zellen für die Wirtsabwehr. Eine verminderte Fähigkeit der Phagozyten zur Aufnahme war mit einer reduzierten Actinfunktion dieser Zellen verbunden. Eine herabgesetzte Phagozytose wurde auch bei einigen Fällen von Leukämie, Autoimmunneutropenie und systemischem Lupus erythematodes beobachtet [49].

Defekte der intrazellulären Abtötung

Unter all den Mechanismen, mit deren Hilfe phagozytierende Zellen eindringende Mikroorganismen abwehren, ist die meiste Aufmerksamkeit den Defekten gewidmet worden, bei denen die aufgenommenen Bakterien abgetötet werden. Die bekanntesten sind die Defekte bei der chronischen Granulomatose [61, 66]. Die chronische Granulomatose ist eine Störung, bei der die Unfähigkeit phagozytierender Zellen, gewisse aufgenommene Bakterien oder Pilze abzutöten, zu einer schweren Infektion führt. Alle Patienten mit chronischer Granulomatose entwickeln früher oder später Lungenerkrankungen [71, 97]. *Staphylococcus aureus* und andere Katalase-positive Mikroorganismen sind Erreger, die von den phagozytierenden Zellen der Kinder mit chronischer Granulomatose normalerweise nicht abgetötet werden können. Sie sind daher die häufigsten Ursachen von Infektionen [6, 11, 72]. In diesen Fällen sind Infektionen mit Katalase-negativen Mikroorganismen selten.

Das Versagen phagozytierender Zellen, aufgenommene Mikroorganismen abzutöten, ist mit dem Fehlen des Sauerstoffverbrauchs und der H_2O_2-Produktion verbunden, die während der Aufnahme der Mikroorganismen erfolgen und normale Bakterizidie bewirken [5, 16, 50, 85]. Obgleich allgemein akzeptiert ist, daß die sauerstoffabhängigen bakteriziden Mechanismen der Granulozyten und der mononukleären Phagozyten identisch sind, haben wir beobachtet, daß bei einem Mädchen mit einer leichten Form der chronischen Granulomatose und defekter Abwehrfunktion der Granulozyten die Monozytentätigkeit fast intakt war [90]. Die Anamnese mit ziemlich leichten Infektionen bei diesem Kind zeigt, daß die mononukleären Phagozyten die Granulozyten ersetzen können, wenn eindringende Mikroorganismen abgewehrt werden müssen.

Andere Defekte intrazellulärer Abwehrmechanismen, die mit sauerstoffabhängigen bakteriziden Mechanismen der phagozytierenden Zellen verbunden sind, treten bei Myeloperoxidase-Mangel, Glucose-6-Phosphat-Dehydrogenase-Mangel [30] und bei Patienten mit Defekt des Glutathion-Systems auf [74]. Gestörtes intrazelluläres „killing“ durch eine Verminderung der sauerstoffunabhängigen bakteriziden Mechanismen wird beim Chediak-Higashi-Syndrom gesehen, das durch die Anwesenheit anormaler Granula [10, 52, 81, 84] und das Fehlen spezifischer Granula charakterisiert ist.

Herabgesetztes intrazelluläres Killing wird weiterhin bei Leukämien, schweren Infektionen, Eisenmangel, Unterernährung und bei Phagozyten von Neugeborenen gefunden. Die Gründe für diese verminderte funktionelle Aktivität sind unbekannt. Kürzlich konnte jedoch gezeigt werden, daß diese Verminderung reversibel sein kann und vom klinischen Zustand des Patienten abhängt, da eine defekte Monozytenfunktion bei schweren Infektionen während der klinischen Remmission normal werden kann [37].

Abschließende Bemerkungen

Die Ausführungen machen die Bedeutung der Granulozyten und Monozyten sowohl bei der Abwehr von Infektionen als auch bei solchen Bedingungen deutlich, bei denen ein Defekt in einem Abwehrmechanismus schwere Infektionen erklären kann. Es wird außerdem die Notwendigkeit für Untersuchungen sowohl der funktionellen Aktivitäten der Granulozyten und der mononukleären Phagozyten und der Aktivitäten humoraler Faktoren deutlich, die bei diesen Prozessen eine Rolle spielen. Sie werden gewöhnlich durch eine detaillierte klinische Untersuchung offenbar, aber schwere Infektionen in der Anamnese können die stärksten Hinweise darstellen.

Literatur

[1] Alexander, M. D.: Specificity of Fc receptors on human monocytes for IgG_1 and IgG_3. Int. Arch. Allerg. Appl. Immunol. 62 (1980) 99.
[2] Alper, C. A. et al.: Increased susceptibility to infection associated with abnormalities of complement mediated functions and of the third component of complement C(3). N. Engl. J. Med. 28 (1970) 349.
[3] Arend, W. P. and M. Mannik: Quantitative studies on IgG receptors on monocytes. In: van Furth, R. (ed.), Mononuclear phagocytes in immunity, infection and pathology, p. 303. Blackwell Scientific Publications, Oxford (1975).
[4] Babior, M. B: Oxygen-dependent microbial killing by phagocytes. N. Engl. J. Med. 298 (1978) 659 and 721.
[5] Baehner, R. L. and D. G. Nathan: Quantitative nitroblue tetrazolium test in chronic granulomatous disease. N. Engl. J. Med. 278 (1968) 971.
[6] Berendes, H. et al.: Lamatosus of childhood: the clinical study of a new syndrom. Minn. Med. 40 (1957) 309.
[7] Bianco, C.: Plasma membrane receptors for complement. In: Day, V. K. and R. A. Good (eds.), Biological amplification systems in immunity, p. 69. Plenum Press, New York (1977).
[8] Bianco, C. et al.: Studies of the macrophage complement receptor. Alteration of receptor function upon macrophage activation. J. Exp. Med. 141 (1975) 1278.
[9] Blum, R. et al.: Recurrent severe staphylococcal infections, eczematoid rash, extreme elevations IgE, eosinophilia, and divergent chemotactic responses in two generations. J. Pediatr. 90 (1977) 607.
[10] Blume, R. S. and S. M. Wolff: The Chediak-Higashi syndrome: studies in four patients and a review of the literature. Medicine 51 (1972) 247.
[11] Bridges, R. A. et al.: A fatal granulomatous disease of childhood. The clinical, pathological, and laboratory features of a new syndrom. Am. J. Dis. Child. 97 (1959) 387.
[12] Clark, R. A. et al.: Generation of chemotactic factors in guinea pig-serum via activation of the classical and alternate complement pathways. Clin. Immunol. Immunopathol. 1 (1973) 14.
[13] Clark, R. A. and H. R. Kimball: Detective granulocyte chemotaxis in the Chediak-Higashi syndrome. J. Clin. Invest. 50 (1971) 2645.
[14] Clark, R. A. et al.: Defective neutrophil chemotaxis in juvenile periodontitis. Inf. Imm. 18 (1977) 694.
[15] Chandra, R. K. et al.: Chemotaxis, random mobility, and mobilization of polymorphonuclear leucocytes in malnutrition. J. Clin. Pathol. 29 (1976) 224.
[16] Curnutte, J. T. et al.: Defect on pyridine nucleotide dependent superoxide production by a particulate fraction from the granulocytes of patients with chronic granulomatous disease. N. Engl. J. Med. 293 (1975) 628.
[17] Day, N. K. and R. A. Good: Deficiencies of the complement system in man. Birth Defects 11 (1975) 306.
[18] Dossett, J. H. et al.: Studies on interaction of bacteria serum factors and polymorphonuclear leucocyts in mothers and newborns. Pediatrics 44 (1969) 49.
[19] Ehlenberger, A. G. and V. Nussenzweig: The role of membrane receptors for C3b and C3d in phagocytosis. J. Exp. Med. 145 (1977) 357.
[20] Fernandez, H. N. et al.: Chemotactic response to human C3a and C5a anaphylotoxins. I. Evaluation of C3a and C5a leukotaxis in vitro and under stimulated in vivo conditions. J. Immunol. 120 (1978) 109.
[21] van Furth, R. et al.: Quantitative study on the production and kinetics of mononuclear phagocytes during an acute inflammatory reaction. J. Exp. Med. 138 (1973) 1314.
[22] van Furth, R. and M. M. C. Diesselhoff-den Dulk: The kinetics of promonocytes and monocytes in the bone marrow. J. Exp. Med. 132 (1970) 812.
[23] van Furth, R. and P. C. J. Leijh: Current concepts concerning the mechanisms of phagocytosis and intracellular killing. In: Proceedings of the International Symposium on Immunology, p. 51. Koninklijke Academie van België (1980).
[24] van Furth, R. et al.: Characteristics of human mononuclear phagocytes. Blood 54 (1979) 485.

[25] van Furth, R. and R. Willemze: Phagocytic cells during an acute inflammatory reaction. In: Grundmann, E. (ed.), Current topics in Pathology, vol. 68 „Inflammatory reaction". p. 179. Springer Verlag, Berlin, Heidelberg, New York (1979).
[26] Gabig, T. G. and B. M. Babior: The killing of pathogens by phagocytes. Ann. Rev. Med. 32 (1981) 313.
[27] Gallin, J. I.: Abnormal chemotaxis: cellular and humoral components. In: Bellanti, J. A. and D. H. Dayton (eds.), The phagocytic cell in host resistance, p. 227. Raven Press, New York (1975).
[28] Gallin, J. I. et al.: Kinetic analysis of chemotactic factor generation in human serum via activation of the classical und alternate complement pathway. Clin. Immunol. Immunopathol. 3 (1975) 334.
[29] Gallin, J. I. et al.: Defective mononuclear cell chemotaxis in the Chediak-Higashi syndrome of humans, mink and cattle. Blood 45 (1975) 863.
[30] Gray, G. R. et al.: Neutrophil dysfunction, chronic granulomatous disease, and non-spherocytic haemolytic anaemia caused by complete deficiency of glucose-6-phosphate dehydrogenase. Lancet ii (1973) 530.
[31] Golde, D. W. and M. J. Cline: Regulation of granulopoiesis. New Engl. J. Med. 291 (1974) 1388.
[32] Goud, Th. J. L. M. and R. van Furth: Proliferative characteristics of monoblasts grown in vitro. J. Exp. Med. 142 (1975) 1200.
[33] Griffin, F. M. et al.: Studies on the mechanism of phagocytosis. I. Requirements for circumferential attachment of particle-bound ligands to specific receptors in the macrophage plasma membrane. J. Exp. Med. 142 (1975) 1263.
[34] Griffin, F. M. et al.: Studies on the mechanism of phagocytosis. II. The interaction of macrophages with anti-immunoglobulin IgG-coated bone marrow derived lymphocytes. J. Exp. Med. 144 (1976) 788.
[35] Hadding, U. et al.: Biological activities of the purified Ba fragment derived from guinea pig factor B of the alternative pathway. J. Immunol. 120 (1978) 1776.
[36] Haeckel, E.: Die Radiolaren, p. 104. Druck und Verlag von Georg Reimer, Berlin (1862).
[37] Hamminga, L. et al.: Functions of phagocytic cells in recurrent bacterial paronychia. Indication for a reversible cellular defect of monocytes. G. Ital. Dermat. Venereol. 115 (1980) 163.
[38] Hill, H. R. and P. G. Quie: Raised serum-IgE levels and defective neutrophil chemotaxis in three children with eczema and recurrent bacterial infections. Lancet i (1974) 183.
[39] Hirsch, J. G.: Phagocytin: a bactericidal substance from polymorphonuclear leukocytes. J. Exp. Med. 103 (1956) 589.
[40] Hirsch, J. G.: Further studies on the preparation and properties of phagocytin. J. Exp. Med. 111 (1960) 323.
[41] Huber, H. et al.: The IgG receptor: an immunological marker for the characterization of mononuclear cells. Immunology 17 (1969) 7.
[42] Huber, H. et al.: Human monocytes: distinct receptor sites for the third component of complement and for immunoglobulin G. Science 162 (1968) 1281.
[43] Johnston Jr., R. B. et al.: Generation of superoxide anion and chemiluminescence by human monocytes during phagocytosis and on contact with surface-bound immunoglobulin G. J. Exp. Med. 143 (1976) 1551.
[44] Johnston, R. B. and R. M. Stroud: Complement and host defense against infection. J. Pediatrics 90 (1977) 169.
[45] Karnovsky, M. L. et al.: Metabolism of macrophages. In: van Furth, R. (ed.), Mononuclear phagocytes, p. 103. Blackwell Scientific Publications (1970).
[46] Keller, H. E. and J. D. Brain: Methods to quantify endocytosis. J. Reticuloendothel. Soc. 27 (1980) 201.
[47] Klebanoff, S. J.: Iodination of bacteria: A bactericidal mechanism. J. Exp. Med. 126 (1967) 1063.
[48] Klebanoff, S. J. and R. A. Clark: Iodination by human polymorphonuclear leukocytes: A re-evaluation. J. Lab. Clin. Med. 89 (1977) 675.
[49] Klebanoff, S. J. and R. A. Clark: The neutrophil: functional and clinical disorders. North-Holland Publishing Company, Amsterdam, New York, Oxford (1978).
[50] Klebanoff, S. J. and L. R. White: Iodination defect in the leukocytes of a patient with chronic granulomatous disease of childhood. N. Engl. J. Med. 280 (1969) 460.
[51] Klebanoff, S. J. and R. A. Clark: Myeloperoxidase deficiency. In: Klebanoff, S. J. and R. A. Clark

(eds.), The neutrophil: functional and clinical disorders, p 711. North-Holland Publishing Company, Amsterdam, New York, Oxford (1978).
[52] Kritzler, R. A. et al.: Chediak-Higashi syndrome. Am. J. Med. 36 (1964) 583.
[53] Lehrer, R. I.: Functional aspects of a second mechanism of candidacidal activity by human neutrophils. J. Clin. Invest. 51 (1972) 2566.
[54] Leijh, P. C. J. et al.: Requirement of extracellular complement and immunoglobulin for intracellular killing of micro-organisms by human monocytes. J. Clin. Invest. 63 (1979) 772.
[55] Leijh, P. C. J. et al.: Participation of immunoglobulins and complement components in the intracellular killing of Staphylococcus aureus and Escherichia coli by human granulocytes. Infect. Immun. 33 (1981) 714.
[56] Leijh, P. C. J. et al.: Effect of extracellular serum in the stimulation of intracellular killing of streptococci by human monocytes. Infect. Immun. 30 (1980) 421.
[57] Leijh, P. C. J. et al.: Stimulation of the intracellular killing of Staphylococcus aureus by monocytes: regulation by immunoglobulin G and complement compontens C3/C3b and B/Bb. J. Immunol. 129 (1982) 332.
[58] LoBuglio, A. F. et al.: Red cells coated with immunoglobulin G: binding and sphering by mononuclear cells in man. Science 158 (1967) 1582.
[59] Mandell, G. L.: Intraphagosomal pH of human polymorphonuclear neutrophils. Proc. Soc. Exp. Biol. Med. 134 (1970) 447.
[60] Mantovani, B. et al.: Phagocytosis of immune complexes by macrophages. Different roles of the macrophage receptor sites for complement (C3) and for immunoglobulin (IgG). J. Exp. Med. 135 (1972) 780.
[61] van der Meer, J. W. M. and P. J. van den Broek: Management of patients with defective phagocyte function. Rev. Infect. Dis. (1983), in press.
[62] Messner, R. P. and J. Jelinek: Receptors for human γG globulin on human neutrophils. J. Clin. Invest. 49 (1970) 2165.
[63] Metchnikoff, E.: Leçons sur la pathologie compatu de l'inflammation. G. Masson, Paris (1892).
[64] Mickenberg, I. D. et al.: Leucocyte function in hypogammaglobulinemia. J. Clin. Invest. 49 (1970) 1528.
[65] Miller, M. E.: Pathology of chemotaxis and random motility. Semin. Hematol. 12 (1975) 59.
[66] Mills, E. L. and P. C. Quie: Congenital disorders of the functions of polymorphonuclear neutrophils. Rev. Infect. Dis. 8 (1980) 505.
[67] Minta, J. O. and H. Z. Movat: The complement system and inflammation. In: Movat, H. Z. (ed.), Current topics in pathology. Inflammatory reactions, p. 136. Springer Verlag. Berlin, Heidelberg, New York (1979).
[68] Müller-Eberhard, H. J. and R. D. Schreiber: Molecular biology and chemistry of the alternative pathway of complement. Adv. Immunol. 29 (1980) 1.
[69] Odeberg, H. and I. Olsson: Antibacterial activity of cationic proteins from human granulocytes. J. Clin. Invest. 56 (1975) 1118.
[70] Oram, J. D. and B. Reiter: Inhibition of bacteria by lactoferrin and other non-chelating agents. Biochem. Biophys. Acta 170 (1968) 351.
[71] Pedersen, F. K. et al.: Pneumocystis carinii infection in a girl with chronic granulomatous disease treated with transfusion of granulocytes. In: Guttler, F. et al. (eds.), Inborn errors of immunity and phagocytosis, p. 349. University Park Press, Baltimore (1979).
[72] Quie, P. C. et al.: In vitro bactericidal capacity of human polymorphonuclear leukocytes: diminished activity in chronic granulomatous disease of childhood. J. Clin. Invest. 46 (1967) 668.
[73] Ross, G. D. and E. M. Rabellino: Identification of a neutrophil and monocyte complement receptor (CR_3) that is distinct from lymphocyte CR_1 and CR_2 and specific for a site contained within C3bi. Fed. Proc. 38 (1979) 1467.
[74] Roos, D. et al.: The protective role of glutathione: the effect of congenital defects of glutathione metabolism on the function of erythrocytes, eye lens cells and phagocytic leukocytes. A review and some personal observations. In: Guttler, F. et al. (eds.), Inborn errors of immunity and phagocytosis, p. 261. University Park Press, Baltimore (1979).
[75] Saba, T. M. et al.: Cryoprecipitate reversal of opsonic α2-surface binding glycoprotein deficiency in septic surgical and trauma patients. Science 201 (1978) 622.

[76] Sahu, S. and W. S. Lin: Lipid chemotoxins isolated from culture filtrates of Escherichia coli and from oxidized lipids. Inflammation 2 (1977) 47.
[77] Schiffmann, E. et al.: N-formyl-methionyl peptides as chemoattractants for leukocytes. Proc. Natl. Acad. Sci. USA 72 (1975) 1059.
[78] Schiffmann, E. and E. L. Becker: The isolation and partial characterization of neutrophil chemotactic factors from Escherichia coli. J. Immunol. 114 (1975) 1831.
[79] Shaw, D. R. and F. M. Griffin Jr.: Phagocytosis requires repeated triggering of macrophage phagocytic receptors during particle ingestion. Nature 289 (1981) 409.
[80] Snyderman, R. et al.: Defective mononuclear leukocyte chemotaxis: a previously unrecognized immune dysfunction. Ann. Intern. Med. 78 (1973) 509.
[81] Smith, C. H.: Chediak-Higashi anomaly of leukocytes. In: Williams, J. W. et al. (eds.), Hematology, p. 670. McGraw-Hill, New York (1972).
[82] Sluiter, W. et al.: Regulation of monocyte precursor cell proliferation by two endogenous factors. Immunobiology 161 (1982) 219.
[83] Steerman, R. L. et al.: Intrinsic defect of the polymorphonuclear leukocyte resulting in impaired chemotaxis and phagocytosis. Clin. Exp. Immunol. 9 (1971) 839.
[84] Steinbrinck, W.: Über eine neue Granulotionsanomalie der Leukocyten. Dtsch. Arch. Klin. Med. 193 (1948) 577.
[85] Stjernholm, R. L. et al.: Impaired chemiluminescence during phagocytosis and opsonized bacteria. Infect. Immun. 7 (1973) 313.
[86] Stossel, T. P. et al.: Opsonic activity in the newborn: Role of properdin. Pediatrics 52 (1973) 134.
[87] Vray, B. et al.: A new quantitative fluorimetric assay for phagocytosis of bacteria. Scand. J. Immunol. 11 (1980) 147.
[88] Ward, P. A. et al.: The role of serum complement in chemotaxis of leukocytes in vitro. J. Exp. Med. 122 (1965) 327.
[89] Warden, G. D. et al.: Evaluation of leukocyte chemotaxis in vitro in thermally injured patients. J. Clin. Invest. 54 (1974) 1001.
[90] Weemaes, C. et al.: Normal microbicidal function of monocytes in a girl with chronic granulomatous disease. Acta Paediatr. Scand. 70 (1980) 421.
[91] Weiss, J. et al.: Partial characterization and purification of a rabbit granulocyte factor that increases permeability of E. coli. J. Clin. Invest. 55 (1975) 33.
[92] Weiss, A. S. et al.: Fletcher factor deficiency: a diminished rate of Hageman factor activation caused by absence of prekallikrein with abnormalities of coagulation, fibrinolysis, chemotactic activity, and kinin generation. J. Clin. Invest. 53 (1974) 622.
[93] Williams, R. C. and P. C. Quie: Opsonic activity of agammaglobulinemic sera. J. Immunol. 106 (1971) 51.
[94] Wilkinson, B. J. et al.: Activation of complement by cell surface components of Staphylococcus aureus. Infect. Immun. 20 (1978) 388.
[95] Wilkinson, P. C.: Chemotaxis and inflammation. Churchill Livingstone, Edinburgh (1974).
[96] Winkelstein, J. A. and A. Tomasz: Activation of the alternative pathway by pneumococcal cell walls. J. Immunol. 118 (1977) 451.
[97] Wolfson, J. J. et al.: Roentgenologic manifestation in children with a genetic defect of polymorphonuclear leukocyte function: chronic granulomatous disease of childhood. Radiology 91 (1968) 37.
[98] Wright, E. A. and S. R. Douglas: An experimental investigation of the role of the blood fluids in connection with phagocytosis. Proc. Roy. Soc. London s. B. 72 (1904) 357.

Diskussion

Brunner, Wuppertal: Ich hätte eine Frage zu Ihrem Befund, daß für das intrazelluläre Killing Serum nach außen in der Umgebung der Phagozyten anwesend sein muß. Wie, stellen Sie sich vor, kommen diese Serumkomponenten in die Zelle hinein? Ist das ein dauernder Phagozytosevorgang, oder sind sie zum Teil bereits mit den Bakterien in die Zelle gelangt, und welche Serumkomponenten sind daran beteiligt?

Leijh, Leiden: Das Serum ist wegen des IgG erforderlich – besonders die IgG-Moleküle IgG_1 und IgG_3, die mit den Fc-Rezeptoren der phagozytierenden Zellen in Wechselwirkung stehen. In vorläufigen Versuchen mit Lektinen, für die wir stimulierende Eigenschaften nachweisen konnten, haben wir durch intrazelluläre Markierung zeigen können, daß das Lektin nach 2 Stunden in die Phagozyten transportiert wird. Wenn Granulozyten weniger vorhanden sind als Monozyten, ist die Wirkung des Serums auch viel geringer. Wir glauben also, daß das extrazelluläre Signal transportiert werden muß zum intrazellulären Ort, wo die Bakterien sich befinden. So stehen m. E. die Dinge im Augenblick.

N. N.: In der Literatur wird immer wieder die Funktion der Fc- und C3b-Rezeptoren diskutiert. Was ist Ihre Meinung, besteht hier eine Kooperation, oder wirken beide Rezeptoren unabhängig voneinander?

Leijh, Leiden: Fc- und C3b-Rezeptoren könnten unabhängig voneinander wirken. Aber wir können Phagozytose nur über den Fc-Rezeptor bekommen oder auch nur über den C3b-Rezeptor. Wenn sie allerdings gemeinsam wirksam sind, d. h. sie eine Opsonisierung durch Fc und C3b haben, dann würden sie zusammenwirken in diesem Mechanismus und additiv wirksam sein. Aus einem kürzlich erschienenen Bericht von Mitchell et al. ergibt sich, daß C3b im wesentlichen die Adhäsionsphase beeinflußt und Fc wichtiger bei der Aufnahme ist. Aber bei *E.coli* mit unterschiedlichen Möglichkeiten der Aktivierung des Komplementsystems ohne Fc wurde nachgewiesen, daß auch mit C3b allein eine Aufnahme induziert werden kann. Also beide Rezeptoren und beide Wechselwirkungen der Rezeptoren sind wichtig in den verschiedenen Stadien der Funktion der Phagozytenzelle.

Brunner, Wuppertal: Sie haben gezeigt, daß im Nabelschnurblut die Fähigkeit zur Aufnahme von *E.coli* viel niedriger ist als im Erwachsenenblut bzw. Erwachsenenserum, während dies bei Staphylokokken nicht der Fall war. Worauf führen Sie das zurück?

Leijh, Leiden: Die Unfähigkeit von Nabelschnurblut, *E.coli* durch Phagozytose zu zerstören, während die Opsonisierung von *S.aureus* praktisch normal ist, ist meiner Meinung nach wesentlich auf Defekte in bestimmten Komplementkomponenten im Nabelschnurblut zurückzuführen. Wir haben die verschiedenen Komplementkomponenten von Erwachsenenblut und Nabelschnurblut titriert und dabei festgestellt, daß Nabelschnurblut weniger Komponenten des alternativen Weges besitzt als Erwachsenenblut. Mit Erwachsenenseren haben wir auch zeigen können, daß die Phagozytose von *E.coli* im wesentlichen durch Komplementopsonisierung vermittelt wird, während die Opsonisierung von *S.aureus* durch IgG-Moleküle und Komplement vermittelt wird. Bei Nabelschnurblut sind die Komplementkomponenten geringer. Deswegen erwartet man ja auch, daß im wesentlichen die Bakterien phagozytiert werden, die durch Komplement vernichtet werden können, und das sind im wesentlichen diejenigen, die durch Opsonisierung gekennzeichnet sind.

N. N.: Die Phagozytose wird durch die Komplementfaktoren und Antikörper über C3- oder Fc-Rezeptoren sehr gesteigert. Darüber hinaus gibt es eine unabhängige Phagozytose ohne Opsonisierungen. Haben Sie in Ihrem System z. B. bei Nabelschnurblut mit Indomethazin gearbeitet?

Leijh, Leiden: Die Wechselwirkung von Prostaglandinen und anderen Medikamenten auf die Opsonisierung haben wir nicht untersucht. Wir haben unsere Aufmerksamkeit auf die Wechselwirkung mit Fc und mit Komplementkomponenten konzentriert. Wir sind im Augenblick dabei, über die intrazelluläre Abtötung zu arbeiten; dann wollen wir detailliert über die Wirkungen verschiedener Medikamente und über andere Auswirkungen auf diesen Prozeß arbeiten.

(Eine Frage zu B-Streptokokken-Infektionen bei Neugeborenen, in der Tonbandaufzeichnung akustisch unverständlich.)

Leijh, Leiden: Für die Infektionen mit B-Streptokokken bei Neugeborenen ergibt sich m. E. eine Erklärung aus der verminderten intrazellulären Abtötung. Aber das ist nur eine der möglichen Gegebenheiten, denn man weiß nie, welche Automechanismen möglicherweise eine Rolle spielen. Aus Untersuchungen ist auch bekannt, daß es chemotaktische Defekte bei Neugeborenen gibt, und wenn diese zurückzuführen sind auf eine mangelnde Erzeugung von Wechselwirkungen mit den Streptokokken, so könnte das auch einer der Gründe für eine größere Zahl von Infektionen mit Streptokokken der Gruppe B sein. Ich glaube jedenfalls, daß es mehr als einen Mechanismus gibt, und wir haben heute morgen über die Serumempfindlichkeit gesprochen. Ich glaube, alle Mikroorganismen werden extrazellulär oder intrazellulär durch die Phagozyten abgetötet. Wir wissen eben nicht, auf welche Weise die Abtötung geschieht und welcher der Abtötungsmechanismen der Zellen tatsächlich für den Abtötungsvorgang verantwortlich ist.

Schumacher, Stuttgart: Der Therapieerfolg von Antibiotika ist sehr stark von einem intakten phagozytierenden System abhängig. Gibt es Vorstellungen darüber, ob Antibiotika z. B. die Phagozytose von Bakterien steigern? Ist die Nichtwirksamkeit von Antibiotika bei Zuständen mit schwerem Phagozytosedefekt – ich denke an akute Leukämien – nur ein Mangel an phagozytierenden Zellen, oder ist es denkbar, daß phagozytierende Zellen da sind, aber Rezeptoren für Antibiotika auf Phagozyten fehlen?

Leijh, Leiden: Die Wechselwirkung von Antibiotika mit phagozytierenden Zellen ist eine der wichtigsten Untersuchungsgebiete, mit denen wir uns auch befassen wollen. Man kann verschiedene Dinge tun. Man kann die Mikroorganismen vorbehandeln, um zu sehen, welche Effekte nach der Phagozytose eintreten, oder man kann sie zunächst einmal aufnehmen lassen durch die phagozytierenden Zellen und dann schauen, ob die Antibiotika die intrazellulären Bakterien erreichen können. Wir haben vorläufige Experimente durchgeführt, bei denen wir Phagozyten inkubiert haben mit Penicillinen, um zu sehen, ob die phagozytische Kapazität der Zellen dadurch beeinflußt wird: Das ist nicht der Fall. Wir kommen jetzt zum zweiten Untersuchungsbereich, nämlich wieweit wir auf die Mikroorganismen nach der Phagozytose Antibiotika einwirken lassen können, denn wir wissen ja nicht, ob die Phagozytenzellen die Mikroorganismen gegen die Antibiotika schützen oder nicht. Das sind ebenfalls sehr interessante Wechselwirkungen, aber bisher haben wir nur vorläufige Ergebnisse. Ich könnte also nicht sagen, daß es eine gute Korrelation zwischen Interaktionen von Antibiotika, Bakterienzelle und Phagozyten gibt. Wir werden in den nächsten Jahren genau dieses Thema weiter untersuchen.

N. N.: Es gibt eine Phagozytose ohne Beteiligung von Fc und C3b. Läuft dieser Phagozytosevorgang intrazellulär nun ähnlich ab wie ein Fc- oder C3b-vermittelter? Sie hatten erwähnt bzw. in einer Tabelle aufgeführt, daß ein Phagozytosedefekt bedingt sein kann durch eine Actindysfunktion. Können Sie dazu vielleicht noch etwas sagen?

Leijh, Leiden: Wir haben keine Untersuchungen über die intrazelluläre Abtötung von Bakterien, deren Phagozytose nicht über das Immunsystem vermittelt wurde, durchgeführt. Es ist nun bekannt, daß auch eine Opsonisierung oder Ingestion durch den dritten Rezeptor, der genannt wird, erfolgen kann. Wir haben uns auf die Fc- und komplementvermittelte Phagozytose beschränkt. Zur Wirkung von Actin bzw. über die Auswirkung eines Actin-Mangels liegen m. W. nur Angaben von einem Patienten vor. Man glaubt, daß ein Actin-Mangel einen Einfluß auf den Phagozytoseprozeß haben könnte. Man stellt sich die Mikroorganismen wie durch einen Reißverschluß eingehüllt vor, wobei bestimmte Strukturen der Zelle eine Rolle spielen, die bei einem Actin-Mangel nicht gebildet werden. Solche Bakterien werden nun durch die Phagozyten nicht so perfekt, wie es möglich wäre, umhüllt. Die Bakterien werden lediglich den Phagozyten angelagert, aber nicht in sie aufgenommen.

Infektionen als pathogenetische Faktoren und Komplikationen des Diabetes*

F. A. Gries, H. Kolb

Zusammenhänge zwischen Diabetes mellitus und Infektionen sind seit langem bekannt. Bereits in der Literatur der Jahrhundertwende sind die wesentlichen klinischen Beobachtungen dokumentiert worden.

Die Beziehung zwischen Diabetes und Infektanfälligkeit sind wechselseitig:

- Einerseits können Infektionen eine Rolle als auslösende Faktoren bei der Manifestation eines Diabetes spielen und im Verlauf des Diabetes eine Dekompensation des Stoffwechsels begünstigen;
- andererseits kann die diabetische Stoffwechselstörung den Verlauf von Infektionen bestimmen.

Hinter diesen globalen Aussagen verbergen sich eine Vielfalt in Frage kommender Infektionen und unterschiedliche Krankheitsbilder des Diabetes mellitus. Ich möchte jedoch nicht den Versuch unternehmen, Ihnen eine enzyklopädische Übersicht über die bekannten Fakten zu geben, sondern mich mehr auf konzeptionelle Aspekte des Problems konzentrieren und zunächst auf Infektionen als (Teil-)Ursache des Diabetes eingehen.

Infektionen in der Ätiologie des Diabetes

Der primäre Diabetes wird bekanntlich in die Typen I und II unterschieden. Beim Typ I liegt ein absoluter Insulinmangel vor, der durch Untergang insulinproduzierender B-Zellen der Langerhans-Inseln bedingt ist. Die Frage nach den Ursachen dieses Geschehens steht im Mittelpunkt der aktuellen Forschung zur Diabetesätiologie. Neben der Einwirkung zytotoxischer Substanzen mißt man dabei heute Virusinfektionen eine besondere Bedeutung zu.

Seitdem der Norweger J. Stang [34] im Jahre 1864 erstmals aus dem Auftreten eines Diabetes im Anschluß an eine Mumpserkrankung auf die Möglichkeit eines kausalen Zusammenhanges schloß, wurde dieser Verdacht durch zahlreiche epidemiologische Studien gestützt [28]. Eine vorläufige Liste der Viren, die demnach für die Pathogenese des Typ-I-Diabetes in Frage kommen könnten, zeigt Tabelle 1.

In den letzten Jahren konnten bei zwei diabetischen Kindern die vermutlich für den Ausbruch der Erkrankung verantwortlichen Viren isoliert werden [8, 36]: In einem Falle

* Herrn Prof. Dr. Karl Oberdisse zu seinem 80. Geburtstag gewidmet

Tab. 1 Vorläufige Liste von Viren, die für die Pathogenese des Typ-I-Diabetes in Frage kommen. Nach [18]

▶ Mumpsvirus	▶ Rötelnvirus	▶ Zytomegalievirus
▶ Coxsackie-B-Virus	▶ Masernvirus	▶ Influenzavirus

handelte es sich um ein Coxsackie-B4-, im anderen Falle um ein Coxsackie-B5-Virus. Mit beiden Viren konnte nach Transfer in Mäuse eine diabetische Stoffwechselstörung induziert werden.

Dennoch fällt es schwer, aus diesen Beobachtungen auf eine einfache Virusinfektion als Ursache des Diabetes zu schließen:

1. Ungeachtet der Tatsache, daß der Manifestation eines Typ-I-Diabetes häufig Virusinfekte vorausgehen, ist der zeitliche Zusammenhang sehr unterschiedlich. Selten folgt der Diabetes dem Infekt bereits innerhalb weniger Tage. In diesen Fällen, die fast nur bei Kleinkindern beobachtet werden, ist der Verlauf oft perakut und nicht selten letal. Häufiger beträgt der zeitliche Abstand dagegen Monate oder Jahre. Es liegt deshalb nahe zu vermuten, daß in den letztgenannten Fällen die akute Virusinfektion eine chronische Entzündung der Pankreasinseln auslöst. Diese läuft dann offenbar ohne Beteiligung von Viren ab und stellt einen zweiten Pathomechanismus dar.

2. Zum anderen sind die in Frage kommenden Viren weit verbreitet, und die Mehrzahl der infizierten Personen übersteht den Infekt ohne erkennbare Störungen der Insulinproduktion. Dies könnte bedeuten, daß entweder lediglich einige selten auftretende Virusvarianten diabetogen sind oder daß eine Virusinfektion nur unter bestimmten Voraussetzungen auf seiten des Wirtes zum Untergang von Inselgewebe führt. Das Vorkommen spezifisch diabetogener Virusvarianten ist aus Tierexperimenten bekannt. Beim Menschen liegen nur schwache Hinweise darauf vor. Dagegen wird durch eine Fülle von Befunden (Tab. 2), auf die näher einzugehen hier nicht der Ort ist, die Annahme nahe-

Tab. 2 Immunreaktionen gegen Inselzellen bei Typ-I-Diabetes

Humoral
- Inselzellantikörper (IgA)
  Reagieren mit Zytoplasmat, Bestandteilen aller Inselzelltypen
  Typ: IgG, z. T. komplementbindend

- Inselzelloberflächenantikörper (ICSA)
  Reagieren mit Membranstrukturen der B-Inselzellen
  Typ: IgG, z. T. komplementbindend

Zellulär
- Insulitis
- Positiver Leukozytenmigrationstest mit Pankreasextrakt
- Ak-abhängige zelluläre Zytotoxizität gegenüber isolierten Inselzellen
  (Transfer eines Diabetes in Mäusen durch Lymphozyten von Patienten?)

gelegt, daß eine spezifische Immunantwort des Wirtsorganismus auf den Infekt eine entscheidende Rolle spielt [17, 18].

Aufgrund dieser Überlegungen kann man zwei Hypothesen zur Virusätiologie des Typ-I-Diabetes aufstellen [18] (Abb. 1). Hypothese B, die eine virusabhängige Zytolyse, wie sie als Hauptmechanismus in Hypothese A postuliert wird, als pathogenetischen Teilfaktor nicht ausschließt, dürfte dem Regelfall entsprechen, da einschlägige Autoimmunphänomene in mehr als 90% der Fälle nachweisbar sind. Morphologisches Substrat der Hypothese B ist die Insulitis (Abb. 2). Hierbei kommt es zur Einwanderung von Lymphozyten in das Inselgewebe und zu einer hochselektiven Lyse der B-Zellen [13]. Ob ein Virusinfekt zu Autoimmunreaktionen gegen B-Zellen führt, hängt wesentlich von den IR-Genen auf dem 6. Chromosom ab. Die HLA-Merkmale DR 3 (im Koppelungs-Ungleichgewicht mit B 8) und DR 4 (im Koppelungs-Ungleichgewicht mit B 15) stellen Risikokonstellationen dar, während das Merkmal DR 2 (häufig gekoppelt mit B 7) als Schutzfaktor anzusehen ist [2, 3] (Abb. 3).

Hypothese A

Virus → B-Inselzell-Zerstörung → Insulinmangeldiabetes

Hypothese B

Virus → geringe B-Inselzell-Zerstörung
und/oder B-Inselzell-Veränderung (Expression von Antigenen)
↓
„Auto"-Immunreaktion gegen B-Inselzellen (Insulitis)
↓
Insulinmangeldiabetes

Abb. 1 Hypothesen zur Ätiologie des Typ-I-Diabetes. Nach [18].

Das Auftreten eines Virusdiabetes ist demnach nicht Folge einer besonderen Infektanfälligkeit, sondern einer besonderen Antwort auf einen Virusinfekt.

Auf die weitreichenden Perspektiven, die sich aus diesen Erkenntnissen für das Verständnis der Ätiologie des Typ-I-Diabetes und vor allem für Ansätze zu einer kausalen Therapie ergeben, möchte ich nicht näher eingehen. Sie sind eine Herausforderung an die Phantasie und den Erfindungsreichtum der therapeutischen Forschung. Studien, in denen die Möglichkeiten untersucht werden, beim Menschen den Ausbruch oder Verlauf eines Typ-I-Diabetes durch Immunintervention günstig zu beeinflussen, sind bereits weltweit angelaufen [19].

Beeinflussung der diabetischen Stoffwechsellage durch Infektionen

Alle Infektionen können die diabetische Stoffwechsellage beeinflussen. Die pathogenetischen Mechanismen sind nicht klar. Eine häufig zitierte, aber schlecht belegte Hypothese geht davon aus, daß kontrainsulinäre Hormone wie Katecholamine [27], Kortisol, Glukagon und Wachstumshormon [28] vermehrt sezerniert werden und die Wirksamkeit

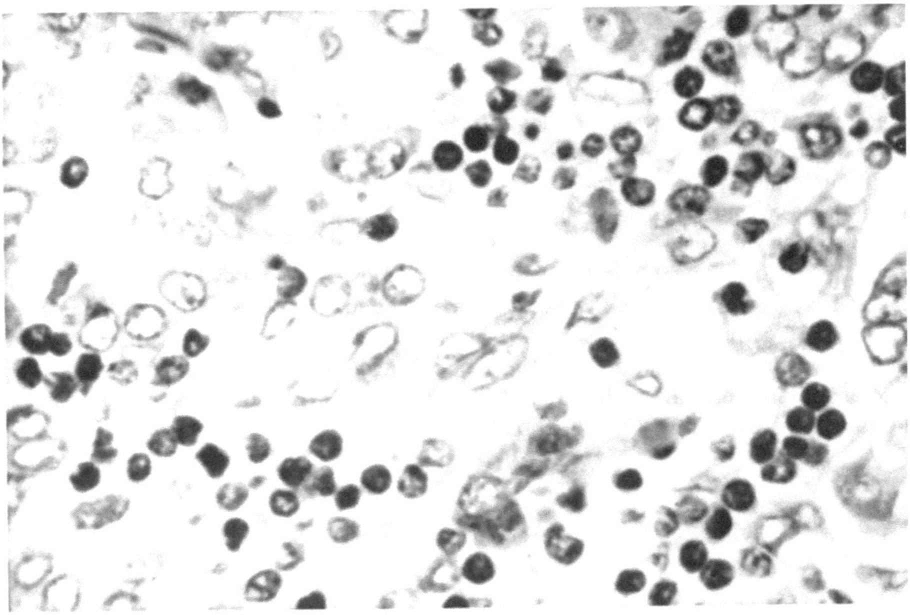

Abb. 2 Insulitis bei frisch manifestem Diabetes mellitus (Aufnahme von Prof. Dr. Müntefering, Mainz).

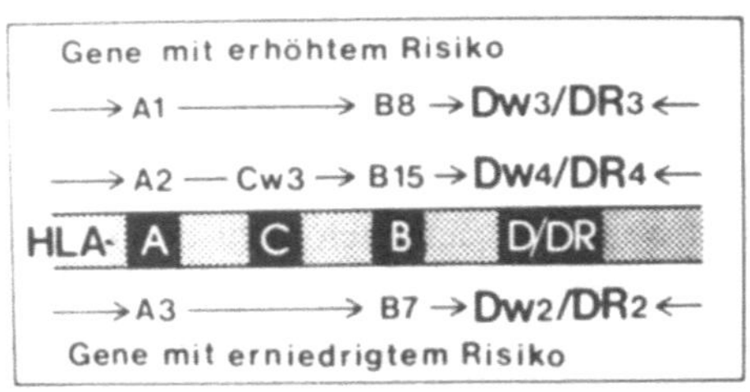

Abb. 3 HLA-Gene mit erhöhtem und erniedrigtem Diabetesrisiko. Die weiteren angegebenen HLA-Gene sind mit diesen Risiko-Genen jeweils positiv gekoppelt. Nach [3].

von Insulin an den Zielzellen einschränken. Gleiche hormonelle Reaktionen finden sich bei jeder Art von somatischem Streß, z. B. Traumata, Operationen und Infarkten. Dem entspricht die klinische Erfahrung, daß bei Infektionen die Stoffwechselstörung exazerbiert, die Therapie erschwert ist und unabhängig vom Diabetestyp fast immer der Insulinbedarf ansteigt. Selbst Fokalinfekte können die Diabeteseinstellung erschweren und die Sanierung von Foci zur Stabilisierung einer guten Einstellung beitragen. Das Ausmaß der Stoffwechselbelastung durch Infektionen kann erheblich sein. Als Beispiel seien Schöffling und Mitarbeiter zitiert [30], die bei einer Analyse der Ursachen diabetischer Komata Infekte mit 19% an 3. Stelle der Häufigkeit beobachteten (Tab. 3). Weitere infektbedingte Komata dürften sich hinter den sog. Manifestationskomata verbergen.

Damit soll der interessante Aspekt diabetogener Infektionen abgeschlossen werden. Klinisch ebenso wichtig ist das Problem der gestörten Infektabwehr bei Diabetes.

Tab. 3 Auslösende Ursachen der Stoffwechselentgleisung bei 472 Kranken der Universitätskliniken Frankfurt mit Koma und Praecoma diabeticum 1945–1969. Nach [30]

Ursachen	Koma	Praecoma	Gesamtheit
1. Unerkannter Diabetes mellitus	53	71	124 (26%)
2. Falsche Diabetes-Behandlung	51	128	179 (38%)
2.1 Unzureichende Insulintherapie	36	65	101 (21%)
2.2 Fehlerhafte Diätanwendung	12	45	57 (12%)
2.3 Falsche Therapiewahl	3	18	21 (5%)
3. Insulinresistenz	2	1	3 (0,5%)
4. Entzündungen, Infektionskrankh.	21	69	90 (19%)
5. Gefäßerkrankungen	17	10	27 (6%)
6. Verletzungen, Operationen	5	4	9 (2%)
7. Gravidität, Abort	2	1	3 (0,5%)
8. Sonstige Ursachen	2	8	10 (2%)
9. Unerkannte Ursachen	13	14	27 (6%)
Summen	166	306	472 (100%)

Diabetes als Ursache einer gestörten Infektabwehr

Allgemein geht man heute davon aus, daß bei gut eingestellten Diabetikern die Infektanfälligkeit nicht größer ist als bei Gesunden. Unbestritten ist aber, daß die Infektabwehr bei einer Entgleisung des Stoffwechsels gestört ist. Die Infektanfälligkeit hängt also unmittelbar von der Güte der Diabetestherapie ab. Der Rückgang der Infektionen als Todesursache von Diabetikern von >16% in der frühen Insulinära auf 5,8% in den letzten Jahrzehnten [11, 12] dürfte deshalb nicht nur ein Erfolg der Chemotherapie, sondern auch der verbesserten Insulintherapie sein. Die Diabetestherapie ist aber auch heute nur bei einem Teil der Patienten optimal. Infekte gehören deshalb noch immer zu den häufigen Komplikationen. Die bereits erwähnte Verschlechterung der Stoffwechsellage durch eine Infektion und die dadurch bedingte Abwehrschwäche des Organismus erklären es, daß besondere und oft schwere Verläufe vorkommen.

Noch vor drei Jahrzehnten stellte die Tuberkulose das alles beherrschende Problem dar. Bakterielle und atypische Viruspneumonien verlaufen bei Diabetikern auch heute noch häufig letal [4]. Sie werden leicht unterschätzt, wenn beim Vorliegen einer Azidose und Dehydratation röntgenologische und physikalische Befunde nur diskret ausgeprägt sind oder völlig fehlen [32]. Von der Mundhöhle sich ausbreitende Mykosen der Speiseröhre und der Atemwege sind häufig. Chronische Harnwegsinfekte findet man abhängig von Alter, Geschlecht und Diabetesdauer bei 5–30% der Patienten [35]. Insgesamt selten, aber typisch für Diabetiker ist die Papillennekrose, die unter einem septischen Bild zu Urämie führt. Am häufigsten dürften Hautinfektionen sein. Bekannt sind die perigenitalen Dermatosen bei länger anhaltender Stoffwechseldekompensation.

Eine besonders fatale Rolle spielen die meist banalen Hautinfektionen in der Entwicklung der diabetischen Gangrän. Wesentlich ist dabei das Vorliegen einer sensorischen

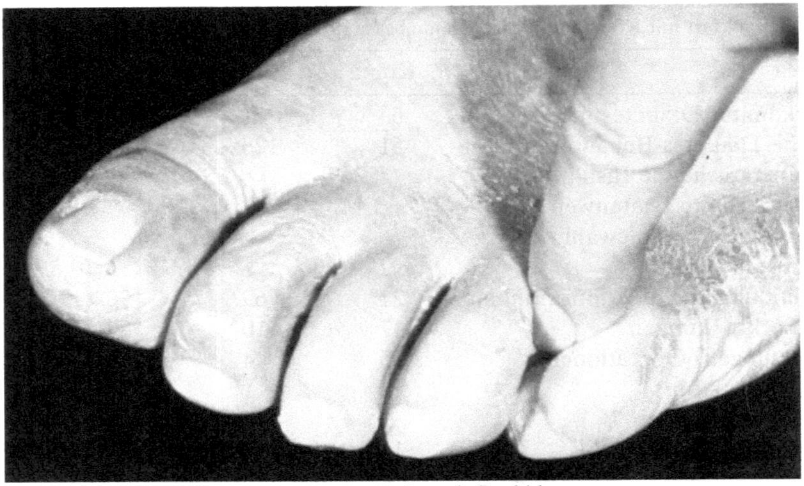

Abb. 4 Autonome Neuropathie des Fußes mit Dyshidrose.

und autonomen Neuropathie. Die damit einhergehende Dyshidrose führt zur Sprödigkeit der Fußhaut und begünstigt die Bildung von Rhagaden, die ähnlich der häufigen Interdigitalmykose eine ideale Eintrittspforte für Erreger darstellen (Abb. 4). Die lokale Infektion wird von Patienten, die sich nicht gezielt selbst untersuchen, meist nicht bemerkt, weil als Folge der sensiblen Neuropathie Schmerzen fehlen. Die Infektion kann sich ungestört ausbreiten und wird darin durch die Störung der Mikrozirkulation begünstigt. Auch sie ist Folge der autonomen Neuropathie, die in einer Autosympathektomie resultiert, so daß arteriovenöse Shunts geöffnet werden und die kapillare Strombahn minderdurchblutet bleibt. Liegt zusätzlich eine Mikroangiopathie vor, so könnten – dies allerdings ist noch hypothetisch – auch der Austritt von zellulären und humoralen Komponenten der Abwehr in das extravasale Kompartiment und die stoffwechselabhängigen Entzündungsreaktionen gestört sein. Aus einer solchen Konstellation resultieren dann Befunde, die den Patienten letztlich wegen der Geruchsbelästigung, nicht aber der (fehlenden) Beschwerden wegen zum Arzt führen (Abb. 5).

An diesem Beispiel wird deutlich, daß die bekannten Spätkomplikationen des Diabetes die Infektanfälligkeit des Patienten erhöhen können. Darüber hinaus lassen sich aber auch direkte Störungen des Immunsystems bei Diabetikern nachweisen. Die meisten Immundefekte sind nur bei schlechter Stoffwechseleinstellung deutlich ausgeprägt. Möglicherweise ist hierin die Ursache für die erhöhte Infektanfälligkeit metabolisch dekompensierter Patienten zu sehen.

In praktisch allen Bereichen des Immunsystems sind in den letzten Jahren Störungen beschrieben worden. Auf die wichtigsten sei im folgenden kurz eingegangen. Leider ist bis heute noch unbekannt, welcher dieser Defekte entscheidend für die gestörte Infektabwehr ist.

1. An Granulozyten schlecht eingestellter Diabetiker ist eine verminderte Chemotaxis [22] und intrazelluläre Keimabtötung [1, 26] nachgewiesen worden. Berichte einer

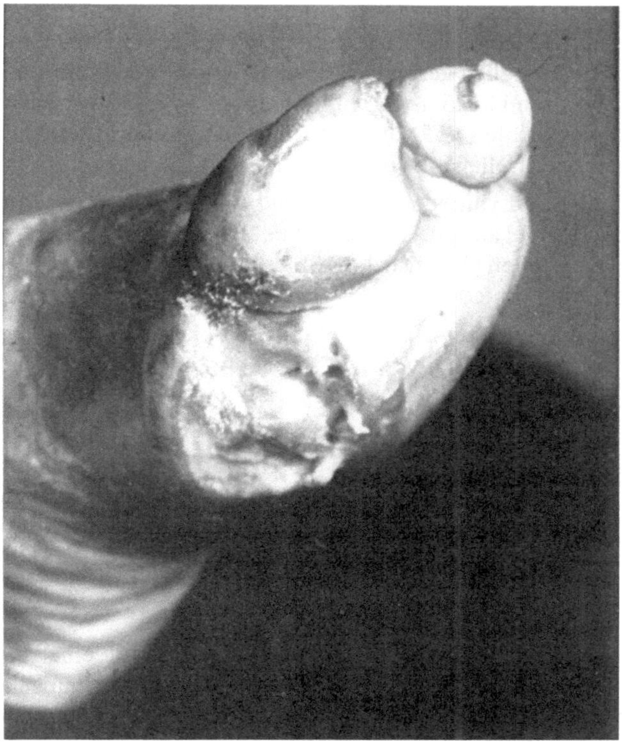

Abb. 5 Schmerzfreies Spätstadium einer diabetischen Gangrän bei uneingeschränkter arterieller Durchblutung.

Tab. 4 Immunstörungen beim Diabetes

1. Gestörte Granulozytenfunktion
2. Hemmung der Makrophagen- und T-Lymphozyten-Funktionen durch Serumfaktoren (VLDL, Glykosaminoglykane)
3. zum Teil IgA-Defizienz
4. niedrige Antikörper-Titer gegen Bakterien
5. T-Suppressorzelldefekt

gestörten Phagozytose [1] blieben aber nicht unwidersprochen [10]. Ähnliche Störungen der Granulozytenfunktion können auch in Zellen gesunder Personen durch Diabetikerserum *in vitro* induziert werden. Sie scheinen eine Folge der Hyperglykämie, vielleicht auch der dadurch bedingten Hyperosmolarität zu sein. Das würde sehr gut zu klinischen Beobachtungen passen, denen zufolge exsikkotische Diabetiker durch bakterielle Infekte besonders gefährdet sind. Die Funktionsstörungen der Granulozyten sind bei Besserung der Stoffwechseleinstellung reversibel.

2. Serum von Diabetikern mit schlechter Stoffwechseleinstellung hat auch auf andere Zellen des Immunsystems einen suppressiven Effekt. Wir fanden eine Blockade von

Makrophagen und T-Lymphozyten-Rezeptoren durch einen Serumbestandteil von ca. 5000 MG. Die aktive Substanz identifizierten wir als ein Glykosaminoglykan [15, 25]. Chi et al. [9] haben kürzlich gezeigt, daß Serum von Diabetikern die mitotische Aktivität von Lymphozyten blockieren kann. Als hierfür verantwortlich wurden Lipoproteine sehr niederer Dichte (VLDL) identifiziert, eine Lipoproteinklasse, die bei einer diabetischen Stoffwechsellage im Blut in erhöhter Konzentration vorliegt.

3. Auch Störungen der B-Lymphozytenfunktion sind beschrieben worden. Der gelegentlich beobachtete Mangel an IgA [14] scheint mit Poly-Autoimmunendokrinopathien im Zusammenhang zu stehen [33]. Der IgG-Spiegel des Plasmas ist bei Typ-I-Diabetikern im Mittel geringfügig erniedrigt [14].
4. Die Antikörperbildung gegen *E. coli,* Staphylokokken, Pertussis- und Diphtherietoxine ist auch bei gut eingestellten Typ-I-Diabetikern vermindert [21]. Bei schlecht eingestelltem Diabetes scheint die antikörperabhängige Killerzellfunktion schwach gestört zu sein [29].
5. Sehr intensiv werden seit einigen Jahren die T-Lymphozyten-Subpopulationen im peripheren Blut untersucht [5–7, 16, 23, 24, 31]. Die beobachteten Störungen, insbesondere die Reduktion der Suppressorzellaktivität, sind nicht nur bei Manifestation des Diabetes, sondern in abgeschwächter Form auch später zu beobachten. Die daraus vermutlich resultierende gestörte Immunregulation könnte ebenfalls die Infektabwehr beeinträchtigen.

Schließlich ist auch noch zu bedenken, daß bei Hyperglykämie eine verstärkte spontane Glukosylierung von Proteinen stattfindet. Die Aktivität von Immunzellen, Antikörpern und Komplementfaktoren könnte dadurch ebenfalls beeinträchtigt werden.

Diese Vielzahl von Störungen im Immunsystem lassen sich noch nicht in ein befriedigendes Gesamtkonzept einordnen. Sie zeigen aber klar, daß neben möglicherweise genetisch bedingten Abnormalitäten in Abhängigkeit von der diabetischen Stoffwechselstörung Defekte der zellulären und humoralen Infektabwehr auftreten. Es ist heute noch nicht möglich, einen dieser Defekte als besonders bedeutsam herauszustellen. Wichtig ist aber sich klarzumachen, daß die wesentlichen Immundefekte nur bei hyperglykämischer Stoffwechsellage auftreten und bei Normalisierung der Blutglukosewerte reversibel sind. Damit haben Arzt und Patient es in der Hand, durch eine sorgfältige Stoffwechselkontrolle einer erhöhten Infektgefahr entgegenzuwirken.

Literatur

[1] Bagdade, J. D. et al.: Impaired leukocyte function in patients with poorly controlled diabetes. Diabetes 23 (1974) 9–15.
[2] Bertrams, J. et al.: Die HLA-Assoziation des insulinpflichtigen Diabetes mellitus, Typ I. Dtsch. med. Wschr. 106 (1981) 927–932.
[3] Bertrams, J.: Zur Pathogenese und Immuntherapie des insulinbedürftigen (Typ I) Diabetes mellitus. Klin. Wschr. 61 (1983) 255–263.
[4] Boshel, B. R.: Acute Problems: Infections. In: Diabetes mellitus: Diagnosis and treatment. Vol. 1. American Diabetes Association, New York (1964) 119–122.

[5] Buschard, K. et al.: Depressed suppressor cell activity in patients with newly diagnosed insulin-dependent diabetes mellitus. Clin. exp. Immunol. 41 (1980) 25.
[6] Cattaneo, R. et al.: Peripheral T-lymphocytes in juvenile onset diabetics (JOD) and in maturity-onset diabetics (MOD). Diabetes 25 (1976) 223–226.
[7] Cattaneo, R. et al.: Factors affecting E-rosette forming ability in peripheral lymphocytes of insulin dependent diabetics. Diabetologia 18 (1980) 115–119.
[8] Champsaur, H. F. et al.: Virulogic, immunologic and genetic factors in insulin-dependent diabetes mellitus. J. Paed. (USA) 100 (1982) 15–20.
[9] Chi, D. S. et al.: Inhibition of in vitro lymphocytic response by streptozotocin-induced diabetic rat serum. Diabetes 31 (1982) 1098–1104.
[10] Dziatkowiak, H. et al.: Phagozytic and bactericidal activity of granulocytes in diabetic children. Diabetes 31 (1982) 1041–1043.
[11] Entmacher, P. S. und H. H. Marks: Diabetes in 1964. A world survey. Diabetes 14 (1965) 212–223.
[12] Entmacher, P. S. et al.: Longevity of diabetic patients in recent years. Diabetes 13 (1964) 373–377.
[13] Gepts, W.: Islet changes suggesting a possible immune aetiology of human diabetes mellitus. Acta endocr. 83 (Suppl. 205) (1976) 95–104.
[14] Hoddinott, S. et al.: Immunoglobulin levels, immunodeficiency and HLA in type I (insulin-dependent) diabetes mellitus. Diabetologia 23 (1982) 326–329.
[15] Hoppe, J.-Ch.: Untersuchungen zu einem neu entdeckten Glykosaminoglykan im Serum von Diabetikern. Dissertation, Düsseldorf (1983).
[16] Horita, M. et al.: Abnormalities of immunoregulatory T cell subsets in patients with insulin-dependent diabetes-mellitus. J. Immunol. 129 (1982) 1426.
[17] Kolb, H. und F. A. Gries: Diabetes und Autoimmunität. Internistische Welt 4 (1981) 12–19.
[18] Kolb, H. und F. A. Gries: Viruserkrankungen, Autoimmunität und Insulinmangeldiabetes. Dtsch. Ärzteblatt 18 (1982) 39–44.
[19] Kolb, H. et al. (Hrsg.): Diabetes and Immunology: Pathogenesis and Immunotherapy. Hans Huber Verlag, Bern, Stuttgart, Wien (1983) (im Druck).
[20] Ledermann, M. M. et al.: Defective suppressor cell generation in juvenile onset diabetes. J. Immunol. 127 (1981) 2051.
[21] Ludwig, H. et al.: Humoral immunodeficiency to bacterial antigens in patients with juvenile onset diabetes mellitus. Diabetologia 12 (1976) 259–262.
[22] Mowat, A. G. und J. Baum: Chemotaxis of polymorphonuclear leucocytes from patients with diabetes mellitus. New. Engl. J. Med. 284 (1971) 621 ff.
[23] Müller, R. et al.: Depressed T-cell immunity in juvenile onset diabetes (JOD). Diabetologia 15 (1978) 256.
[24] Müller, R. et al.: Analysis of T-lymphocytes subpopulations in juvenile-onset diabetics. Clin. exp. Immunol. 39 (1980) 130–135.
[25] Nagamura, Y. et al.: Novel glycosaminoglycan in sera of diabetics. Lancet I (1981) 665–666.
[26] Nolan, C. M. et al.: Further characterization of the impaired bacterial functions of granulocytes in patients with poorly controlled diabetes. Diabetes 27 (1978) 889–894.
[27] Pirart, J. und J. P. Lauvaux: Remission in diabetes. In: Pfeiffer, E. F. (Hrsg.), Handbuch des Diabetes mellitus. Band II. J. F. Lehmanns Verlag, München (1971) 443–502.
[28] Rayfield, E. J. und Y. Seto: Virus and the pathogenesis of diabetes mellitus. Diabetes 27 (1978) 1126–1140.
[29] Rumpold, H. et al.: Antibody-dependent killer-cell function in type I diabetes mellitus: Metabolic control, IgG-insulin antibodies, circulating immune complexes and HLA DR antigens. In: Pindche, A., D. Doniach, F. Fensi und L. Baschieri (eds.), Autoimmune aspects of endocrine disorders. Academic Press, London, New York (1980) 323–328.
[30] Schöffling, K. et al.: Epidemiologie, Ätiologie und Prognose des Coma diabeticum. In Wieland, O. und H. Mehnert (Hrsg.), Biochemie und Klinik des Insulinmangels. Georg Thieme, Stuttgart (1971) 100–108.
[31] Selam, J. L. et al.: Circulating lymphocyte subpopulations in juvenile insulin dependent diabetes. Diabetologia 16 (1979) 35–40.
[32] Sheldon, W. H. und M. D. Bleicher: Infections and trauma in the patient with diabetes: general

considerations. In: Diabetes mellitus. Diagnosis and treatment. Vol. 2. American Diabetes Association, New York (1967) 155–159.
[33] Smith, W. J. et al.: Immunopathology of juvenile onset diabetes mellitus. I. IgA deficiency and juvenile diabetes. Diabetes 27 (1978) 1092–1097.
[34] Stang, J.: l.c. 28.
[35] Teutloff, H.: Begleiterkrankungen bei Diabetes mellitus. Dissertation, Düsseldorf (1982).
[36] Yoon, J.-W. et al.: Virus induced diabetes mellitus. Isolation of a virus from the pancreas of a child with diabetic ketoacidosis. New Engl. J. Med. 300 (1979) 1173–1179.

Diskussion

Brunner, Wuppertal: Mich hat besonders der letale Ausgang vieler atypischer Pneumonien interessiert, den Sie beschrieben haben, und dabei die häufige Beobachtung geringer physikalischer Befunde, obwohl dann der Pathologe doch einen relativ ausgedehnten Befall des Lungengewebes feststellt. Worauf führen Sie die geringen physikalischen Befunde zurück? Sind einfach nicht genügend Zellen hineingewandert in das Gewebe, oder welche anderen Mechanismen können da eine Rolle spielen?

Gries, Düsseldorf: Man greift natürlich da immer gerne auf das zurück, was man gerade selber erlebt hat. Wir haben gerade einen solchen Patienten verloren, der nach längerer Vorbehandlung in einem anderen Hause zu uns kam. Ich glaube ganz einfach, der Patient ist so ausgetrocknet, daß es kein Exsudat in die Alveolen hinein gibt. So war es wohl bei diesem Patienten. Er war moribund, als er zu uns kam. Nachdem wir den Stoffwechsel- und Wasserhaushalt in Ordnung gebracht hatten, war plötzlich ein Lungenbefund da, der auch von den Kollegen draußen gar nicht dramatisch beschrieben worden war. Es ging dem Patienten zwar besser, aber der Lungenbefund wurde dramatisch stärker. Ich glaube, das sind sehr, sehr primitive Mechanismen, da besteht eine Exsikkose des Gewebes, und so gibt es nicht viel zu exsudieren.

Brunner, Wuppertal: Sind das meistens Virusinfektionen oder auch bakterielle atypische Pneumonien?

Gries, Düsseldorf: Beschrieben sind in der Literatur vor allen Dingen Viruspneumonien, in diesem speziellen Fall war es eine Influenzainfektion.

Stille, Frankfurt: Ich möchte an zwei Aspekte erinnern, die überaus charakteristische, doch aber seltene Komplikationen sind, die bei Diabetikern auftreten. Die Mukorinfektion, von den Nebenhöhlen ausgehend, die zu einer Gesichtsnekrose, zu einem Einwachsen in die Hirnhäute führt – ein fast nur bei ketoazidotischen Diabetikern auftretendes, sehr eindrucksvolles Krankheitsbild. Die Patienten bekommen eine halbseitige Gesichtsnekrose, die sehr schwer zu therapieren ist. Eine ähnliche Erkrankung ist die Otitis externa maligna, bei der unter einer banalen Otitis externa *P. aeruginosa* Kontakt an den Knorpel bekommt und bei Diabetikern zu einer progressiven Schädelbasisosteomyelitis führt, die ohne massive Chemotherapie zum Tode führt. Die Otitis maligna externa ist sicherlich von diesen schweren Erkrankungen der wesentlich häufigere Prozeß.

Gries, Düsseldorf: Es gibt eine Reihe solcher besonderer Krankheitsbilder. Ich könnte zur Otitis externa einiges beitragen; drei Fälle haben wir in den letzten Jahren gesehen.

Für diejenigen, die an der Klinik interessiert sind: Hier gibt es nur eines, eine normoglykämische Stoffwechseleinstellung zu erzielen. Es darf kein Blutzucker über 120 mg% bestehen, das müssen Sie mit aller Gewalt durchsetzen und erreichen. Nur so kann es gelingen – wie uns das gelungen ist –, diese Patienten durchzubringen. Natürlich erfolgt eine entsprechende Chemotherapie. Aber das, was man sich üblicherweise unter Diabetestherapie vorstellt, ist total insuffizient, da muß man ganz anders vorgehen.

Keilhauer, Bremen: Wir mußten vor 5 Wochen eine 17jährige Patientin aufnehmen, die bewußtseinsgetrübt war, 39 Grad Fieber und einen Blutzucker von über 700 mg% hatte. Klinisch zeigte sich das Bild einer Enzephalitis, und als Diagnose ergab sich eine infektiöse Mononukleose. Kann die infektiöse Mononukleose eine Erstmanifestation beim Diabetes mellitus auslösen? Inwieweit sind solche Zustände der Erstmanifestation oder eine diabetische Stoffwechsellage, die akut ausgelöst werden, reversibel? Sie sprachen vor allem davon, daß dies häufig bei Kleinkindern vorkommt?

Gries, Düsseldorf: Es gibt in der Literatur eine Reihe von Hinweisen, daß das Epstein-Barr-Virus z. B. auch zu den diabetogenen Viren gehört. Dazu sind die epidemiologischen Daten aber wohl die schwächsten. Meine gezeigte Liste bezog sich auf diejenigen, bei denen dieser Zusammenhang wahrscheinlicher ist. Ich fürchte, ich bin etwas mißverstanden worden, was die Verläufe bei Kleinkindern angeht. Die hier perakuten, häufig letalen Verläufe, haben nichts mit Reversibilität zu tun. Es gibt zwar diesen Begriff der Remission eines Diabetes, ich bin darauf nicht näher eingegangen. Man kann sich dies sehr wohl vorstellen, wenn so ein Autoimmunprozeß abläuft, dem eine partielle Inselzellzerstörung vorausgeht. Dabei kann es eine relativ dramatische Phase geben, der eine Phase der Besserung folgt, und dann nimmt der Autoimmunprozeß seinen Verlauf, wellenförmig stimuliert durch alle möglichen Dinge, unterbrochen von Ruhephasen. Beim Erwachsenen kann man wohl in aller Regel davon ausgehen, daß das Auftreten einer diabetischen Stoffwechselstörung – sagen wir doch jetzt ruhig mal allgemein: unter einem somatischen Streß – nur dann möglich ist, wenn bereits ein vorgeschädigtes Inselsystem vorliegt, wenn also das, was man früher einen latenten Diabetes genannt hat, vorliegt. Mit Abklingen des Stresses, mithin auch z. B. mit Abklingen einer solchen Infektion, gehen die Stoffwechselstörungen wieder in die Latenz zurück. Das sind aber zweierlei Dinge. Das hat nichts mit dem Geschehen beim Kind zu tun.

Infektionen bei granulozytopenischen Patienten – therapeutisches Vorgehen

Jean Klastersky

Infektionen sind noch immer bei den Patienten ein Hauptproblem, die wegen einer Krebserkrankung unter Chemotherapie stehen. In der Literatur gibt es zahlreiche Übersichtsdarstellungen über die Verhinderung bzw. Therapie von Infektionen [6]; in den Handbüchern der klinischen Onkologie beschäftigen sich ganze Kapitel mit dieser spezifischen Frage.

Diese Zusammenfassung soll sich daher ausschließlich mit den kontroversen Aspekten der Therapie von Infektionen bei Krebspatienten beschäftigen. Es soll nicht versucht werden, eine Übersicht über neue Daten zu geben, sondern es soll vielmehr der Schwerpunkt auf ungelöste Probleme sowie auf zukünftige Forschungsaufgaben gelegt werden. Sie hat das Ziel, dem praktizierenden Onkologen zu helfen, anerkannte Vorgehensweisen der Infektionsbekämpfung bei Krebspatienten unter dem Gesichtspunkt kontinuierlicher Forschung zu sehen.

Gestaltung der empirischen Antibiotikatherapie

Infektionen durch gramnegative Stäbchenbakterien stellen das Hauptrisiko bei granulozytopenischen fiebernden Patienten dar; es ist daher nicht überraschend, daß die meisten bisher empfohlenen Therapieschemata auf diese Erreger ausgerichtet sind. Bis vor kurzem konnte eine adäquate, gegen diese Keime effektive Antibiotikatherapie nur dadurch erreicht werden, daß mehrere Substanzen kombiniert wurden. Ob die Einführung der neuen Penicilline oder Cephalosporine die Situation ändert, wird erst die künftige Erfahrung zeigen.

In den meisten bisher durchgeführten Studien wurden Kombinationen von Beta-Laktam-Antibiotika oder von einem Beta-Laktam-Antibiotikum mit einem Aminoglykosid eingesetzt. Beide Kombinationstypen führen theoretisch zu einem ausreichend breiten Spektrum, das die meisten gramnegativen Erreger erfaßt; bis zur Einführung der neuen Penicilline (Azlocillin, Mezlocillin, Piperacillin) oder Cephalosporine (Lamoxactam, Cefotaxim, Cefoperazon, Ceftazidim) war kein Beta-Laktam-Antibiotikum als Einzelsubstanz in der Lage, ein ausreichend breites Spektrum im gramnegativen Bereich sicherzustellen.

Andererseits haben die Aminoglykoside wie Gentamicin, Tobramycin und Amikacin ein breites Aktivitätsspektrum, das die meisten Stämme der Enterobacteriaceae, *Pseudomonas aeruginosa* und Staphylokokken einschließt; die Monotherapie mit diesen Substanzen in üblicher Dosierung hat jedoch insgesamt zu enttäuschenden Resultaten geführt [1]. Das ist vermutlich dem nur schmalen Bereich zwischen wirksamen und toxischen Konzentrationen anzulasten. Dies führt häufig zu Unterdosierung und zieht dadurch erneute Bakteriämien und damit klinisches Versagen nach sich. Es gibt andererseits eine beschränkte Anzahl klinischer experimenteller Daten, die zeigen, daß eine höhere als die übliche Dosierung über einen begrenzten Zeitraum ohne Risiko eingesetzt und damit die Effektivität verbessert werden kann [7]; dieser Ansatz sollte weiter untersucht werden. Es ist berichtet worden, daß die kontinuierliche Aminoglykosid-Gabe wirksamer ist als die intermittierende Injektion [1]; die kontinuierliche Infusion führt jedoch normalerweise dazu, daß der Patient höhere Aminoglykosid-Mengen erhält. Dies könnte für den günstigen Effekt verantwortlich sein.

Tabelle 1 faßt die Daten der Studien zusammen, in denen entweder Kombinationen von zwei Beta-Laktam-Antibiotika oder Kombinationen von einem Beta-Laktam-Antibiotikum mit einem Aminoglykosid in gut kontrollierten Studien an Krebspatienten untersucht worden sind [4, 8–10, 13, 17].

Tab. 1 Klinischer Erfolg bei Bakteriämien mit gramnegativen Stäbchen; Gegenüberstellung der Kombination von 2 Beta-Laktam-Antibiotika bzw. Beta-Laktam-Antibiotikum + Aminoglykosid

Autoren		Jahr	Therapieschema und klinische Erfolgsrate					
Middleman et al.	(13)	1972	C+K	6/10	(60%)	Ka+C	8/15	(53%)
Klastersky et al.	(9)	1974	C+K	16/20	(80%)	C+K+G	15/19	(79%)
Klastersky et al.	(10)	1975	T+K	6/11	(54%)	To+K	7/15	(47%)
Schimpff et al.	(17)	1976	T+K	8/14	(57%)	G+T	3/10	(30%)
Gurwith et al.	(4)	1978	C+K	14/32	(44%)	C+M+G	18/29	(62%)
EORTC	(8)	1978	C/T+K	10/18	(55%)	G+C/T	24/32	(75%)
			Σ:	60/105	(57%)		75/120	(62%)

C = Carbenicillin; K = Cephalothin; T = Ticarcillin; Ka = Kanamycin; G = Gentamicin; To = Tobramycin; M = Methicillin

Insgesamt war der klinische Erfolg mit beiden Kombinationen ähnlich; ungefähr 60% der Bakteriämien sprachen auf die Therapie an. Es ist interessant, daß frühere Studien, zwischen 1972 und 1976, keine wesentlichen Differenzen zwischen diesen beiden Therapieschemata zeigten. Neuere Untersuchungen [4, 8] haben jedoch gezeigt, daß die Kombination eines Beta-Laktam-Antibiotikums mit einem Aminoglykosid vorteilhafter ist. In der EORTC-Studie wurde bei den Patienten, die die Carbenicillin/Ticarcillin-Cephalothintherapie erhielten, ein überproportional hoher Anteil der isolierten 22 Stämme mit Doppelresistenz gefunden.

Infektionen, bei denen die Erreger entweder gegenüber einem oder beiden der eingesetzten Antibiotika empfindlich waren, zeigten klinisch gute Resultate (67% und 71%), während Infektionen mit gegenüber beiden Antibiotika resistenten Erregern nicht gebessert werden konnten (11%), so daß die meisten Patienten starben.

Es drängt sich der Verdacht auf, daß durch das zunehmende Auftreten von Bakterienstämmen mit Resistenzen gegenüber den in den siebziger Jahren häufig eingesetzten

Beta-Laktam-Antibiotika eine Kombinationstherapie mit diesen Substanzen sehr riskant ist: es muß mit zweifach resistenten Erregern gerechnet werden. Andererseits sind Aminoglykosid-Resistenzen trotz des extensiven Einsatzes dieser Antibiotika spärlicher. Obwohl Aminoglykoside als Monotherapie bei granulozytopenischen Patienten nicht sehr wirksam sind, kann ihr Einsatz in Form einer empirischen Therapie dem Patienten zu einem Zeitgewinn verhelfen, der es ihm ermöglicht zu überleben, bis eine adäquate Korrektur der Therapie durchgeführt werden kann.

Die empirische Therapie bei granulozytopenischen Patienten sollte daher zumindest mit einer wirksamen Substanz durchgeführt werden; darüber hinaus gibt es Hinweise darauf, daß zwei wirksame Substanzen besser sind als nur eine [12]. Zum gegenwärtigen Zeitpunkt und für die klassischen Antibiotika gilt, daß Kombinationen aus einem Beta-Laktam-Antibiotikum mit einem Aminoglykosid der Kombination von zwei Beta-Laktam-Antibiotika vorgezogen werden sollten: für das erste Therapie-Schema ist das Risiko von zweifach resistenten Erregern definitiv niedriger.

Neue Penicilline und Cephalosporine in Kombination mit Aminoglykosiden

Wie in Tabelle 2 und 3 dargestellt, ist in bereits veröffentlichten Untersuchungen [11, 20, 21] und in der neuen EORTC-Studie die Wirksamkeit von Piperacillin, Mezlocillin oder Azlocillin in Kombinationen mit Aminoglykosiden als empirische Therapie bei Krebspatienten mit Fieber verglichen worden. Es wurden keine wesentlichen Unterschiede in der Wirksamkeit bei den Patienten gefunden, bei denen nachfolgend eine Bakteriämie festgestellt wurde; die jeweilige Wirksamkeit betrug 52/85 (61%) bei denjenigen Patienten, die die neuen Penicilline, und 50/90 (55%) bei den Patienten, die Carbenicillin oder

Tab. 2 Wirksamkeit der empirischen Therapie mit Piperacillin, Azlocillin bzw. Mezlocillin in Kombination mit einem Aminoglykosid bei Patienten mit Bakteriämie durch gramnegative Stäbchen (nur kontrollierte Studien)

		klinischer Erfolg / Gesamtzahl der Bakteriämien	
		Neues Penicillin	Ticarcillin oder Carbenicillin
Piperacillin + Amikacin	(a)	16/25 (64%)	20/36 (55%)
	(b)	5/15 (33%)	6/11 (54%)
Mezlocillin + Sisomicin	(c)	11/18 (61%)	11/14 (79%)
Azlocillin + Amikacin	(d)	20/27 (74%)	13/29 (45%)
	Σ:	52/85 (61%)	50/90 (55%)
P. aeruginosa		12/31 (39%)	9/24 (37%)
Klebsiella sp.		5/ 7 (71%)	2/ 7 (29%)

(a) Winston et al. [21]
(b) Wade et al. [20]
(c) Klastersky et al. [11]
(d) EORTC [2]

Tab. 3 EORTC-Studie Nr. III
Erfolgsrate mit 3 empirischen Therapieschemata bei granulozytopenischen Patienten (<100 μl) mit Fieber [2]

Erfolgsrate bei Infektionen	Amikacin in Kombination mit					
	Azlocillin		Cefotaxim		Ticarcillin	
Mikrobiologisch nachgewiesen	69/119	(58%)	49/103	(47%)	75/139	(54%)
Bakteriämie mit gramnegativen Stäbchen	20/ 27	(74%)	5/ 12	(42%)	13/ 29	(45%)
Bakteriämie + persistierende Granulozytopenie	7/ 16	(44%)	4/ 12	(33%)	6/ 19	(31%)
P.-aeruginosa-Bakteriämie	5/ 7	(71%)	0/ 2	(0%)	4/ 6	(67%)
Staphylokokken-Bakteriämie	5/ 7	(71%)	3/ 11	(27%)	9/ 15	(60%)

Ticarcillin erhielten. Ein signifikanter Unterschied der Wirksamkeit wurde jedoch in der EORTC-Studie gefunden, wenn Azlocillin bzw. Ticarcillin in Kombination mit Amikacin verglichen wurde: die Erfolgsrate betrug 61% für die erste Kombination und 45% für die zweite.

Bei Patienten mit dokumentierter *Pseudomonas aeruginosa*-Bakteriämie sprachen 12/31 (39%) auf die neueren Penicilline und 9/24 (37%) auf Carbenicillin oder Ticarcillin in Kombination mit Aminoglykosiden an. Soweit Klebsiella sp. als Infektionserreger nachgewiesen wurden, betrug die Erfolgsrate 5/7 Fälle mit den neuen Penicillinen und 2/7 mit Carbenicillin oder Ticarcillin, was auf einen möglichen Vorteil der erstgenannten Therapie hinweist.

Diese Studien ließen auf eine gleichwertige Wirksamkeit von Piperacillin oder Mezlocillin in Kombination mit Aminoglykosiden im Vergleich zu Ticarcillin schließen. Azlocillin plus Amikacin war der Kombination Ticarcillin plus Amikacin überlegen; aber diese Resultate sind möglicherweise eher der Ausdruck eines schwächeren klinischen Ergebnisses als der Ausdruck einer überlegenen Wirksamkeit des Azlocillin enthaltenden Therapieschemas.

Wir haben die Wirksamkeit von Cefoperazon plus Amikacin mit der von Cefoperazon als Monotherapie bei Bakteriämien mit gramnegativen Stäbchenbakterien bei granulozytopenischen Patienten verglichen. Die meisten Patienten sprachen gut auf die Kombination an: 7/11 (64%), aber auch auf Cefoperazon allein: 7/10 (70%). Von den nichtgranulozytopenischen Patienten, die in diese Studie eingeschlossen waren, wurden 11/12 (92%) erfolgreich mit der Kombination behandelt und 9/11 (82%) mit Cefoperazon allein.

Bei zwei anderen limitierten Studien (ICAAC 1982, Abstract Nr. 5 und 1) wurden für Lamoxactam plus Tobramycin und Lamoxactam plus Amikacin Erfolgsraten von 9/25 (36%) und 12/13 (92%) – 5/6 Patienten mit Bakteriämie sprachen an – bei mikrobiologisch nachgewiesenen Infektionen bei granulozytopenischen Patienten festgestellt. Lamoxactam plus Amikacin wurde mit Ticarcillin plus Amikacin in einer relativ ausgedehnten Studie verglichen [3]. Die jeweiligen Erfolgsraten lagen bei 11/18 (61%) und 7/14 (50%) bei Patienten mit Bakteriämie und 9/10 (90%) bzw. 14/15 (90%) bei Patienten mit anderen mikrobiologisch nachgewiesenen Infektionen. Piperacillin mit Lamoxactam wurde in einer dieser Studien (ICAAC 1982, Abstract Nr. 1) mit der Kombination Lamoxactam plus Amikacin verglichen; die Erfolgsrate betrug 9/13 (69%) bei mikrobiologisch gesicherten Infektionen, 3 von 6 Bakteriämien sprachen nicht an.

Die umfangreichste Studie, in die die Kombination von einem neuen Cephalosporin (Cefotaxim) plus Amikacin einbezogen wurde, wurde von der EORTC Antimicrobial Therapy Project Group durchgeführt. Bei mikrobiologisch nachgewiesenen Infektionen betrug die Erfolgsrate 49/103 (47%) und bei Bakteriämien 5/12 (42%); Tabelle 3 zeigt, daß die jeweiligen Erfolgsraten bei bakteriämischen Patienten für Ticarcillin plus Amikacin bzw. Azlocillin plus Amikacin 16/29 (45%) und 20/27 (74%) betrugen.

Die Erfolgsrate bei mikrobiologisch gesicherten Infektionen scheint zumindest nach unserer Studie so hoch zu sein wie bei Bakteriämien, besonders wenn die Antibiotikatherapie mit Cefotaxim plus Amikacin durchgeführt wird. Andererseits ist die persistierende Granulozytopenie (< 100 pro µl) normalerweise mit einer geringeren klinischen Erfolgsrate assoziiert, unabhängig vom Therapieschema. Wenn Bewertungen nach einzelnen Erregerarten vorgenommen werden, ergeben sich ebenfalls Unterschiede in der klinischen Erfolgsrate.

Optimale Dauer der empirischen Therapie

Die optimale Dauer der Antibiotika-Therapie wird in den meisten Fällen durch das empirische Wissen viel mehr bestimmt als durch experimentelle Studien. Es ist wahrscheinlich, daß in den meisten Situationen bei Patienten mit normalen Abwehrmechanismen gegen Infektionen die Dauer der Therapie, sofern sie wirksam ist, relativ unwichtig ist. Die natürlichen Abwehrmechanismen sind normalerweise in der Lage, die Infektion zu beenden, sobald die klinischen Manifestationen, besonders das Fieber, unter Kontrolle gebracht wurden. Anders stellt sich das Problem dar, wenn aufgrund der Infektionslokalisation oder des Zustandes des Patienten mit einer Abwehrschwäche gegen Infektionen gerechnet werden muß; dazu gehören unter anderem bakterielle Endokarditiden bei granulozytopenischen Patienten, bei denen eine verlängerte Antibiotikatherapie gefordert wird. Andererseits verursacht die langfristige Antibiotikatherapie Störungen im Bereich der sogenannten „Kolonisationsresistenz", die durch die saprophytären endogenen Bakterienarten zustande kommt. Das hat zur Folge, daß Keime mit geringer Pathogenität, die aber gegenüber den eingesetzten Antibiotika resistent sind, den Patienten besiedeln und, sofern die natürlichen Abwehrmechanismen geschwächt sind, weitere Infektionen verursachen (Superinfektion).

Die optimale Therapiedauer bei granulozytopenischen Patienten sollte eine Heilung der Infektion gewährleisten, ohne dabei übermäßig die Gefährdung des Patienten für weitere Infektionen zu vergrößern.

Zwei Studien sind bisher durchgeführt worden, um die optimale Dauer der Antibiotikagabe bei granulozytopenischen Patienten zu bestimmen, die nach der klinischen Besserung durch die empirische Therapie notwendig ist. In einer kleinen Studie wurden derartige Patienten randomisiert und die empirische Antibiotikatherapie nach 7 Tagen abgesetzt, oder aber fortgeführt, bis die Granulozytopenie zurückging (500 pro µl) [15]. Der Medianwert der Granulozytopeniephase war in der letztgenannten Gruppe von 16 Patienten etwas kürzer; es kam nur eine septische Episode vor, und alle Patienten überlebten.

Bei den 17 Patienten, bei denen die empirische Antibiotikatherapie nach sieben Tagen abgesetzt wurde, traten 5 neue septische Episoden innerhalb von 3–4 Tagen nach Absetzen der Antibiotika auf; eine bakterielle Infektion wurde bei 3 Patienten nachgewiesen, zwei starben daran; bei allen Patienten dauerte die granulozytopenische Phase insgesamt länger.

Eine vergleichbare Studie wurde von der EORTC Antimicrobial Therapy Project Group durchgeführt (ICAAC, 1982, Abstract Nr. 6); 192 granulozytopenischen Patienten, die auf die empirische Therapie nach 4 Tagen ansprachen, wurden randomisiert, und die Antibiotikatherapie wurde entweder nach 9 Tagen abgesetzt oder so lange fortgeführt, bis die Granulozytenzahl höher als 500/µl lag. Bei den 98 Patienten, bei denen die Therapie am 9. Tag abgesetzt wurde, betrug die Mortalität 8/98 (8%), und Superinfektionen traten bei 17 von 98 (17%) auf. Bei der anderen Gruppe lag der Medianwert der Therapiedauer bei 13 Tagen, und das Auftreten von Todesfällen und Superinfektionen wurde mit 6/91 (7%) bzw. 18/91 (20%) ermittelt. Es hat offensichtlich keinen wesentlichen Einfluß, ob die empirische Antibiotikatherapie nach dem neunten Tag fortgesetzt wird oder nicht, trotz der persistierenden Granulozytopenie. Die Ergebnisse dieser beiden Studien sind in Tabelle 4 zusammengefaßt.

Tab. 4 Untersuchungen zur optimalen Dauer der empirischen Therapie bei granulozytopenischen Patienten mit Fieber und klinischer Besserung [10]

	kurzfristige Therapie		Langzeit-Therapie	
	Todesfälle	Super-infektionen	Todesfälle	Super-infektionen
Pizzo et al. (1980)	2/ 17 (12%)	5/ 17 (29%)	0/ 16 (0%)	1/ 16 (6%)
EORTC (1982)	8/ 98 (8%)	17/ 98 (17%)	6/ 19 (31%)	18/ 91 (20%)
Σ:	10/115 (9%)	23/115 (20%)	6/107 (6%)	19/107 (18%)

Es muß noch geklärt werden, ob die kurzzeitige empirische Antibiotikatherapie auch bei den Patienten eingesetzt werden kann, bei denen die granulozytopenische Phase lange dauert, also solche, die z. B. unter ablativer Chemotherapie stehen und für 3 und mehr Wochen granulozytopenisch bleiben. Die Balance zwischen schwerer Granulozytopenie und einer Antibiotika-induzierten Änderung der Kolonisationsresistenz als prädisponierender Faktor für weitere Infektionen muß bei dieser speziellen Patientengruppe weiter untersucht werden.

Antibiotika-Strategie bei Patienten, die nicht auf die empirische Therapie ansprechen

Tabelle 5 zeigt, daß ungefähr 70% der granulozytopenischen Patienten auf die empirische Therapie ansprechen; die Tatsache, ob die Therapie bis zum Rückgang der Granulozytopenie fortgesetzt wird oder nicht, hat keinen Einfluß auf die Mortalität bei diesen Patienten (7%).

Tab. 5 Ergebnis der empirischen Therapie bei granulozytopenischen Patienten mit Fieber innerhalb einer prospektiven Studie (EORTC [6])

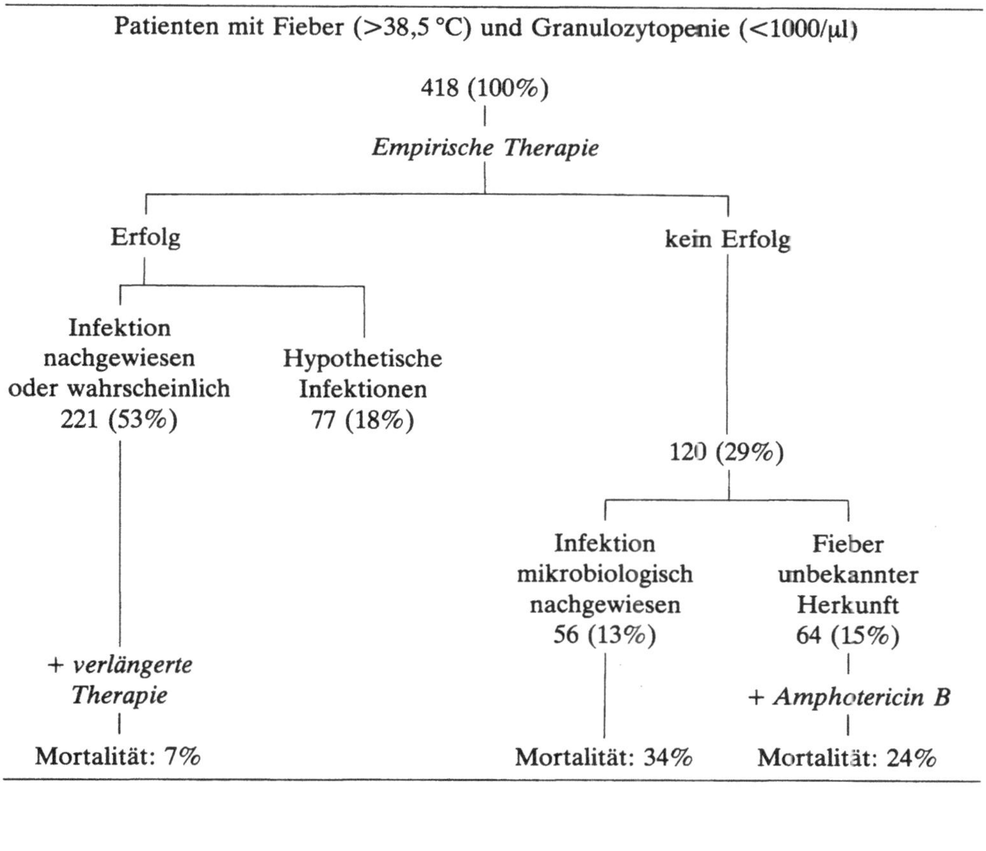

Andererseits sprechen ungefähr 30% der Patienten auf die empirische Therapie innerhalb von drei bis vier Tagen nicht an. Bei ungefähr der Hälfte dieser Patienten wird mikrobiologisch eine Infektion nachgewiesen; bei diesen Patienten liegt die Mortalitätsrate ungefähr bei 30–40%. Bei den anderen, ohne nachgewiesene Infektion, aber mit persistierendem Fieber (sogenanntes Fieber unbekannter Herkunft, FUH) liegt die Mortalität bei fast 25%.

Eine kürzlich durchgeführte Studie unseres Zentrums über die Todesursache von 55 granulozytopenischen Patienten, die unter empirischer Antibiotikatherapie standen, kam zu folgendem Ergebnis: Eine nachgewiesene Infektion führte bei 33% zum Tod (16 Patienten starben an einer bakteriell bedingten Sepsis und 2 an einer Pilzinfektion), Gerinnungsstörungen waren bei 27% die Todesursache und ein Fortschreiten der malignen Grunderkrankung bei 80%; 21% der Todesfälle waren auf andere Ursachen zurückzuführen. Offensichtlich war es bei dieser komplizierten Patientengruppe [18] manchmal schwierig, eine einzige Todesursache zu bestimmen, und es kann angenommen werden, daß die Infektion – selbst wenn sie nicht die Haupttodesursache war – in vielen Fällen dazu beigetragen hat. 33 von 55 (60%) dieser Patienten hatten nämlich mikrobiologisch nachgewiesene Infektionen, wobei es sich meist um Bakteriämien handelte (30/33).

Falls die In-vitro-Tests ergeben, daß der isolierte Erreger gegenüber der empirischen Therapie empfindlich ist, müssen undränierte Infektionsherde oder Fremdkörper als mögliche Ursache für die persistierende Sepsis in Betracht gezogen werden. Bei granulozytopenischen Patienten tritt als Komplikation häufig eine Thrombozytopenie auf, die nicht selten verhindert, daß lokalisierte Infektionen durch chirurgische Maßnahmen diagnostiziert und behandelt werden. Wenn die Indikation dazu besteht, sollte jedoch eine chirurgische Sanierung bei gleichzeitiger reichlicher Thrombozyten-Transfusion versucht werden.

Tab. 6 Wirksamkeit von Granulozyten-Transfusionen bei Patienten mit mikrobiologisch nachgewiesenen Infektionen, die nicht auf die empirische Antibiotikatherapie ansprechen

Granulozyten wurden nur bei Versagen der empirischen Therapie gegeben	Überlebende nach 21 Tagen mit Transfusion		Kontrollen	
– nach 48 Stunden (a)	10/12		1/ 7	
– nach 72 Stunden (b)	10/17		2/13	
Σ:	20/27	(74%)	3/20	(15%)

(a) Higby et al. [5]
(b) Vogler und Winston [19]

Schließlich ist zu bedenken, daß bei granulozytopenischen Patienten eine persistierende Sepsis die Transfusion von großen Granulozytenmengen rechtfertigt. In einer randomisierten Studie über die Wirksamkeit von Granulozyten-Transfusionen bei granulozytopenischen Patienten, die bei einer nachgewiesenen Infektion innerhalb von 72 Stunden nicht auf die adäquate Antibiotikatherapie ansprachen, betrug die Überlebensrate in der Kontrollgruppe 31% und bei den mit Transfusionen behandelten Patienten 59% [19]. In einer anderen gut kontrollierten Studie, bei der Granulozyten transfundiert wurden, wenn die infizierten Patienten innerhalb von 48 Stunden nicht auf die Antibiotikatherapie ansprachen, überlebten 10 von 12 Patienten mit Transfusion, aber nur 1 von 7 der Kontrollgruppe [5]. Diese Daten sind in Tabelle 6 zusammengefaßt. Es ist daher wahrscheinlich, daß Granulozyten-Transfusionen bei den granulozytopenischen Patienten eine wichtige zusätzliche therapeutische Maßnahme sind, die bei mikrobiologisch nachgewiesener Sepsis nicht auf adäquate Antibiotikatherapie ansprechen.

Empirische Therapie gegen Pilzinfektionen

Granulozytopenische Patienten, bei denen kein Erreger für eine Infektion nachgewiesen werden kann und die gleichzeitig nicht auf eine Chemotherapie ansprechen, stellen ein schwieriges Problem dar. Offensichtlich leiden einige dieser Patienten nicht an einer Infektion; das Fieber und der ungünstige Krankheitsverlauf können mit dem Fortschreiten der Grunderkrankung im Zusammenhang stehen oder aber auf andere medizinische Komplikationen zurückzuführen sein. Bei einem Teil dieser granulozytopenischen Patienten mit FUH ist anzunehmen, daß die Antibiotika nicht diagnostizierte bakterielle Infektionen unter Kontrolle bringen und die kontinuierliche Antibiotikatherapie, bzw. die Umstellung auf ein Therapieschema mit vermutlich größerer Effektivität, für diese Patienten vorteilhaft ist. Ein anderer Ansatz zur Lösung dieses Problems kann darin bestehen, daß die Antibiotika nach ein paar Tagen abgesetzt werden, um die Konzentrationen absinken zu lassen; dadurch wird die Wahrscheinlichkeit erhöht, daß bei sorgfältiger Beobachtung des Patienten ein resistenter Erreger gefunden werden kann.

Wie später noch diskutiert wird, sind die Bakterien, die nach Absetzen der Antibiotika in granulozytopenischen Patienten mit FUH nachgewiesen werden, häufig noch immer empfindlich gegenüber vielen Substanzen [14] und können erfolgreich behandelt werden, sofern überhaupt ein Erreger nachgewiesen wird. Durch dieses Vorgehen kann eine verlängerte Behandlung des Patienten vermieden werden, dessen Fieber auf nichtinfektiöse Prozesse oder nicht auf Bakterien als Erreger zurückzuführen ist; gleichzeitig wird dadurch das Risiko einer Selektion von resistenten Bakterien gering gehalten.

Bei einigen Patienten können auch Pilzinfektionen zugrunde liegen, deren Diagnose noch immer große Schwierigkeiten bereitet. Es gibt zahlreiche Hinweise darauf, daß die Häufigkeit von schweren Pilzinfektionen in den letzten Jahren beträchtlich zugenommen hat [2].

Zwei Studien über empirische Therapie gegen Pilzinfektionen bei neutropenischen Patienten mit persistierendem Fieber sind in Tabelle 7 zusammengefaßt. Obwohl die Unterschiede statistisch nicht signifikant sind, könnten sie darauf hinweisen, daß es vorteilhaft ist, Amphotericin B zu der empirischen Antibiotikatherapie bei granulozytopenischen Patienten mit FUH hinzuzufügen. Die Häufigkeit von Pilzinfektionen scheint bei

Tab. 7 Einfluß der frühen empirischen Therapie mit Amphotericin B auf den Krankheitsverlauf bei granulozytopenischen Patienten mit Fieber unbekannter Herkunft, die auf Antibiotika allein nicht ansprechen

	nur Antibiotika				Antibiotika + Amphotericin B			
	Todesfälle		Pilzinfektion bei der Obduktion		Todesfälle		Pilzinfektion bei der Obduktion	
Pizzo et al. [14]	5/16		3/ 5		3/18		1/3	
EORTC (1982, 2)	7/31		3/ 7		5/30		0/5	
Σ:	12/47	(25%)	6/12	(50%)	8/48	(17%)	1/8	(12%)

den Patienten, die eine empirische antimykotische Therapie erhalten, reduziert zu sein; das gleiche gilt für die Mortalität bei dieser Patientengruppe.

Weitere Studien auf diesem Gebiet sollten sich vor allem darauf konzentrieren, die genaue Todesursache bei den Patienten zu ermitteln, die entweder frühzeitig antimykotisch behandelt wurden oder nicht. Wie bereits erwähnt [18], lassen sich bei vielen granulozytopenischen Patienten, die nach Beginn einer empirischen Antibiotikatherapie sterben, andere Ursachen als Infektionen für den Tod ermitteln. Zur Zeit ist unklar, ob empirische antimykotische Therapie das Gesamtkrankheitsgeschehen bei diesen Patienten wesentlich beeinflußt, selbst wenn es eine Verminderung von disseminierten Pilzinfektionen bewirkt.

Die strikte Isolierung granulozytopenischer Patienten unter Antibiotikatherapie sollte ebenfalls unter dem Gesichtspunkt untersucht werden, ob aerogene Infektionen, z. B. durch Aspergillus sp., verhindert werden können. Die endobronchiale Gabe von Amphotericin B als Aerosol könnte ein Alternativverfahren darstellen. Schließlich könnte die konsequente Dekontamination des Gastrointestinaltraktes mit Antimykotika dazu beitragen, daß die Häufigkeit von systemischen Candida-Infektionen bei granulozytopenischen Patienten unter Breitspektrum-Antibiotikatherapie reduziert wird.

In diesem Zusammenhang ist zu bedenken, daß die Granulozytopenie einer der wichtigsten Faktoren ist, der zu Superinfektionen mit Pilzen beiträgt. Es drängt sich daher die Frage auf, ob die Transfusion von großen Granulozyten-Mengen zusätzlich zu der empirischen Amphotericin-B-Therapie bei granulozytopenischen Patienten angezeigt ist, bei denen eine Pilzinfektion vermutet oder nachgewiesen ist. Über derartige Studien ist bisher nichts berichtet worden; sie könnten schwierig durchzuführen sein, da Amphotericin B in Kombination mit transfundierten Leukozyten für die Lunge toxisch sein kann [22]. Wie bereits diskutiert, ist es darüber hinaus schwierig, die Wirksamkeit einer empirischen Therapie mit Amphotericin B zu beweisen; und solange nicht eindeutige Daten vorliegen, könnte die zusätzliche Gabe von Granulozyten eher verwirrend als hilfreich sein.

Schlußfolgerungen

Bei Krebspatienten, die Zytostatika erhalten, ist das Infektionsproblem im wesentlichen eine Folge der schweren Granulozytopenie. Dieser Zustand schafft die Prädisposition zu bakteriellen Infektionen und, in einem geringeren Ausmaß, zu Pilzinfektionen. Erkrankungen, bei denen ein kausaler Zusammenhang mit der Immunsuppression besteht, sind bisher noch selten, mit der möglichen Ausnahme der durch Zytomegalie-Viren verursachten Infektionen. Die Verhinderung dieser Komplikationen kann bis zu einem gewissen Ausmaß durch den Gebrauch oraler, nichtabsorbierbarer antibakterieller und antimykotischer Substanzen erreicht werden; trotz allem können Infektionen vorkommen und den möglichen Erfolg der Zytostatikatherapie gefährden.

Die empirische Therapie mit Antibiotika, besonders mit solchen Kombinationen, die synergistisch wirken und einen hohen Wirkstoffspiegel im Serum der behandelten Patienten erreichen, stellen den Angelpunkt der Therapie dar; mindestens 70% der granulozytopenischen Patienten mit Fieber sprechen auf diese Therapie an. Die neueren Antibiotika scheinen keine wesentlich besseren Resultate im Vergleich mit der empirischen Antibiotikatherapie bei granulozytopenischen Patienten zu bewirken; spezielle Bedingungen in den einzelnen Therapiezentren könnten jedoch in einzelnen Fällen dazu führen, daß eine geeignete Antibiotika-Strategie mit diesen neuen Substanzen ausgewählt wird.

Die Patienten, die nicht auf eine frühe empirische Therapie ansprechen, zeigen eine erhöhte Mortalitätsrate; dabei sind jedoch häufig andere Ursachen als Infektionen für den tödlichen Ausgang der Erkrankung verantwortlich; sie stehen im Zusammenhang mit unseren relativ geringen Möglichkeiten, die fortgeschrittene Krebserkrankung zu beherrschen. Es bleibt noch zu klären, ob eine adäquate antiinfektiöse Therapie bei diesen Patienten die Gesamtprognose wesentlich verbessert.

Obwohl nicht bewiesen werden konnte, daß die nachfolgenden Verfahren lebensrettend sind, können sie bei diesen schwierigen Patienten hilfreich sein: großzügige Transfusion von Granulozyten in Kombination mit einer optimal angepaßten Antibiotikatherapie bei solchen Patienten mit nachgewiesenen bakteriellen Infektionen, die nicht auf die empirische Therapie ansprechen; frühzeitige Gabe von Amphotericin B bei granulozytopenischen Patienten, bei denen das Fieber persistiert und eine Infektion nicht nachgewiesen werden kann.

Literatur

[1] Bodey, G. P., E. Middleman, T. Umsawadi and V. Rodriguez: Infections in cancer patients. Results with gentamicin sulfate therapy. Cancer 29 (1972) 1697–1701.

[2] De Gregorio, M. W., W. M. F. Lee, C. A. Linker, R. A. Jacobs and C. A. Ries: Fungal infections in patients with acute leukemia. Am. J. Med. 73 (1982) 543–548.

[3] De Jongh, C. A., J. C. Wade, S. C. Schimpff, K. A. Newman, R. S. Finley, P. C. Salvatore, M. R. Moody, H. C. Standiford, C. L. Fortner and P. H. Wiernik: Empiric antibiotic therapy for suspected infection in granulocytopenic cancer patients. A comparison between the combination of moxalactam plus amikacin and ticarcillin plus amikacin. Am. J. Med. 73 (1982) 89–96.

[4] Gurwith, M., J. L. Brunton, B. Lank, A. R. Ronald, G. K. M. Harding and D. W. McCullough: Granulocytopenia in hospitalized patients. II. A prospective comparison of two antibiotic regimens in the empiric therapy of febrile patients. Am. J. Med. 64 (1978) 127–132.

[5] Higby, D. J., J. W. Yates, E. S. Henderson and J. F. Holland: Filtration leukopheresis for granulocyte transfusion therapy: Clinical and laboratory studies. N. Engl. J. Med. 292 (1975) 761–766.

[6] Klastersky, J.: Prevention and therapy of infection in myelosuppressed patients. In: J. Klastersky and M. J. Staquet (eds.), Medical complications in cancer patients, pp. 245–272. Raven Press, New York (1981).

[7] Klastersky, J., R. Cappel and D. Daneau: Therapy with carbenicillin and gentamicin for patients with cancer and severe infections caused by gram negative rods. Cancer 31 (1973) 331–336.

[8] EORTC International Antimicrobial Therapy Project Group. – Three antibiotic regimens in the treatment of infection in febrile granulocytopenic patients with cancer. J. Infec. Dis. 137 (1978) 14–29.

[9] Klastersky, J., A. Henri, C. Hensgens and D. Daneau: Gram negative infections in cancer: Study of empiric therapy comparing carbenicillin-cephalothin with and without gentamicin. J.A.M.A. 227 (1974) 45–48.

[10] Klastersky, J., C. Hensgens and L. Debusscher: Empiric therapy for cancer patients: Comparative

study of ticarcillin-tobramycin, ticarcillin-cephalothin and cephalothin-tobramycin. Antimicrob. Ag. Chemother. 7 (1975) 640–645.
[11] Klastersky, J., J. M. Sculier, B. Hanson and L. Coppens: La mezlocilline dans le traitement des septicémies et des bronchopneumonies à bacilles à Gram négatif. Nouvelle Presse Médicale 11 (1982) 383–385.
[12] Klastersky, J. and S. H. Zinner: Synergistic combinations of antibiotics in gram-negative bacillary infections. Rev. Inf. Dis. 4 (1982) 294–301.
[13] Middleman, E. L., A. Watanabe, H. Kaizer and C. P. Bodey: Antibiotic combinations for infections in neutropenic patients: evaluation of carbenicillin plus either cephalothin or kanamycin. Cancer 30 (1972) 573–579.
[14] Pizzo, P. A., K. J. Robichaud, F. A. Gill and F. G. Witebsky: Empiric antibiotic and antifungal therapy for cancer patients with prolonged fever and granulocytopenia. Am. J. Med. 72 (1982) 101–111.
[15] Pizzo, P. A., K. J. Robichaud, F. A. Gill, F. G. Witebsky, A. S. Levine, A. B. Deisseroth, D. L. Glaubiger, J. D. Maclowry, I. T. Magrath, D. G. Poplack and R. M. Simon: Duration of empiric antibiotic therapy in granulocytopenic patients with cancer. Amer. J. Med. 67 (1979) 194–200.
[16] Rodriguez, V., M. Burgess and G. P. Bodey: Management of fever of unknown origin in patients with neoplasms and neutropenia. Cancer 32 (1973) 1007–1012.
[17] Schimpff, S. C., S. Landesman, D. M. Hahn, H. C. Standiford, C. L. Fortner, V. M. Young and P. H. Wiernik: Ticarcillin in combination with cephalothin or gentamicin as empiric antibiotic therapy in granulocytopenic cancer patients. Antimicrob. Ag. Chemother. 10 (1976) 837–844.
[18] Sculier, J. P., D. Weerts and J. Klastersky: Causes of death in febrile granulocytopenic cancer patients receiving empiric antibiotic therapy. Europ. J. Cancer Clin. Oncol. (submitted).
[19] Vogler, W. R. and E. F. Winston: A controlled study of the efficacy of granulocyte transfusions in patients with neutropenia. Am. J. Med. 63 (1977) 548–555.
[20] Wade, J. C., S. C. Schimpff, K. A. Newman, C. L. Fortner, H. C. Standiford and P. H. Wiernik: Piperacillin or ticarcillin plus amikacin. A double-blind prospective comparison of empiric antibiotic therapy for febrile granulocytopenic cancer patients. Am. J. Med. 71 (1981) 983–990.
[21] Winston, D. J., W. G. Ho, L. S. Young, W. L. Hewitt and R. P. Gale: Piperacillin plus amikacin therapy vs. carbenicillin plus amikacin therapy in febrile, granulocytopenic patients. Arch. Intern. Med. 142 (1982) 1663–1667.
[22] Wright, D. G., K. J. Robichaud, P. A. Pizzo and A. B. Deisseroth: Lethal pulmonary reactions associated with the combined use of amphotericin B and leukocyte transfusions. N. Engl. J. Med. 304 (1981) 1185–1189.

Diskussion

Krasemann, Wuppertal: Besteht eine Beziehung zwischen der etwas geringeren Aktivität neuerer Cephalosporine gegenüber *S. aureus* und der Zunahme von *S. aureus* bei Ihren Patienten? Würde das nicht ein gewisser Grund sein, keine Monotherapie in höheren Dosen zu machen, sondern eine Kombinationstherapie einzuleiten?

Klastersky, Brüssel: Ich glaube, das Staphylokokkenproblem ist wirklich ein echtes Problem. Das einzig Gute daran ist, daß, obwohl die Mortalität zunimmt, viele Staphylokokken-Infektionen weniger aggressiv sind als Infektionen mit gramnegativen Erregern. Die Zunahme von *S. aureus* steht wahrscheinlich nicht im Zusammenhang – meiner Meinung nach jedenfalls nicht – mit der Anwendung der neuen Cephalosporine, sondern mit dem Einsatz der Katheter, des Heckmann-Katheters im wesentlichen. Das Bild wird kompliziert, da es sich bei vielen Staphylokokken um *S. epidermidis* handelt, die auch resistent sind, selbst gegenüber den alten Cephalosporinen und viele – zumindest in unserer Klinik – auch gegenüber Aminoglykosiden. Diese Trends sind also durchaus ein

Problem, und ich glaube, da die neuen Cephalosporine ja keine ausreichende Aktivität gegen Staphylokokken haben – nicht einmal gegenüber den empfindlichen –, wäre das durchaus ein Problem für die Zukunft. Aber das wird noch kompliziert durch die Tatsache, daß auch die alten Schmalspektrum-Penicilline oder Cephalosporine häufig nicht bei diesen *S. epidermidis*-Stämmen wirken, die wir jetzt in vielen Krankenhäusern beobachten können. Und die Frage, ob man eine spezifische Antistaphylokokken-Substanz in das empirische Regime aufnehmen sollte, wird von vielen Forschern und Klinikern heute gestellt.

N. N.: Sie behandeln ihre Staphylokokkenbakteriämien ja offensichtlich erfolgreich mit Azlocillin. Welche Erklärung haben Sie dafür? Kann das eigentlich funktionieren, wenn die Stämme Beta-Lactamase produzieren?

Klastersky, Brüssel: Das ist eine gute Frage. Ich darf Sie vielleicht daran erinnern, daß in der ersten EORTC-Prüfung eine Erfolgsquote bei Staphylokokkenbakteriämie von 90% vorlag – $^2/_3$ dieser Patienten wurden mit Ticarcillin + Gentamicin behandelt. Wir haben also ähnliche Fälle wie mit Azlocillin und Amikacin. Ich glaube, daß die hohe Ansprechzahl im Zusammenhang steht mit der Wirksamkeit der Aminoglykoside. Ich glaube, daß die Aminoglykoside, obwohl sie nicht optimal gegen Staphylokokken sind, wahrscheinlich doch die Patienten am Leben halten über die ersten 2–3 Tage, bis die Blutkulturen auf Normalwerte zurückgehen. Wenn die Blutkulturen Staphylokokken enthalten, dann stellen wir natürlich die Therapie entsprechend um. Der Erfolg der empirischen Therapie besteht darin, daß man den Patienten über 2–3 Tage am Leben halten kann, und ich glaube, daß die Aminoglykoside verantwortlich waren für diese Erfolgsquote, im wesentlichen jedenfalls, obwohl ich natürlich zugestehe, daß es sehr schwierig ist zu erklären, warum Azlocillin so aktiv war in der letzten Untersuchung, wo Ticarcillin nicht wirkte auf Staphylokokken. Ich habe keine Erklärung dafür.

Stille, Frankfurt: Es ist immer äußerst interessant, die EORTC-Studien präsentiert zu sehen. Das ist eine hervorragende Erfahrung, die Prof. Klastersky hat, und es ist eine enorme Arbeit, diese Daten überhaupt zu erzielen. So sind das auch die einzigen wirklich eindeutigen Daten, die vorhanden sind. Doch kann ich als Kliniker mit diesen Daten einfach nicht zufrieden sein. Es besteht bei einigen Klinikern die Tendenz zu sagen, die Basis unserer Arbeit besteht in Daten aus eindeutigen klinischen Prüfungen. Das Ergebnis wäre dann, daß nach dem Vortrag die optimale Behandlung für eine Infektion bei Granulozytopenie die Kombination von Azlocillin und Amikacin wäre. Ich bin nun nicht dieser Meinung, denn diese Kombination hat meiner Meinung nach schwere Lücken. Für eine Behandlung unter diesen Bedingungen, wo wir mit fast jedem Keim rechnen müssen, brauchen wir also eine lückenlose Kombination, die alle Keime abdeckt. Nur Azlocillin und Amikacin als Kombination gilt für sehr wichtige Stämme, resistente gramnegative Stämme. Es ist eine bekannte Tatsache, daß die Abdeckung mit Aminoglykosiden allein nicht ausreichend ist, um eine gramnegative Infektion zu behandeln. Man kann Klebsiella-Pneumonien nicht mit Gentamicin behandeln, selbst mit Granulozyten-Zugabe nicht. Die Konsequenz daraus wäre eine Kombination eines Cephalosporins vom Cefoxitin-Typ mit Azlocillin plus einem Aminoglykosid, so daß wir also eine Dreifachkombination haben, wobei Pseudomonas vollständig und Staphylokokken einigermaßen abgedeckt sind. Wir haben dann immer noch eine erhebliche Lücke bei *B. fragilis.* Wir sollten uns meiner Meinung nach mit Prüfungen befassen, in denen wir eine lückenlose

Behandlung zur Verfügung haben. Meiner Meinung nach sind Ihre Daten hinsichtlich der bakteriziden Aktivität so ausgelegt, daß Sie sie auch anders interpretieren könnten. Es ist nicht das Problem der Bakterizidie, es ist das Problem einer stärkeren Aktivität, und es ist das Problem der Aminoglykosid-Verbindung. Aminoglykoside verfügen über vorteilhafte Aspekte bei der Behandlung, und eine lückenlose Kombination mit Einschluß eines Aminoglykosids wäre meiner Meinung nach die Behandlungsmethode der Zukunft bei dieser Art von Patienten.

Klastersky, Brüssel: Jeder hat natürlich seine eigene Meinung, und ich behaupte ja nicht, daß das, was ich Ihnen hier vortrage, die Behandlungsmethode der Zukunft ist. Es ist die Behandlungsmethode der Vergangenheit, und ich zeige Ihnen die Ergebnisse, und die sind nun einmal so, wie sie sind. Auch wir haben keine Erklärung für gewisse Dinge, und ich glaube, man muß auch bei harten Daten bleiben, harten Fakten, um Fortschritte machen zu können. Ich bin mit Ihnen einig, daß die lückenlose Kombination natürlich ideal wäre, aber ich würde sagen, daß wir Ihrer Kombination noch Vancomycin und Metronidazol hinzufügen sollten, vielleicht zwei oder drei andere Substanzen noch, damit sie wirklich alles abdecken. Das könnte natürlich auch zu Problemen führen. Ich glaube, daß der Großteil unserer Diskussion gelöst werden könnte, indem wir uns einigen, hier über eine empirische Therapie zu sprechen. Diese empirische Therapie hat als einziges Ziel, den Patienten über die ersten 2–3 Tage zu bringen und den Bluttest abzuwarten, damit danach die gezielte Therapie eingeleitet werden kann. Hier besteht leicht eine Verwirrung. Sie sollten aber erkennen, daß bei all diesen Untersuchungen die Therapie nach drei Tagen verändert wurde, aber drei Tage sollten Sie warten. Die Therapie wurde häufig umgestellt nach drei Tagen, wenn das Ansprechen nicht entsprechend war oder der Keim resistent war, wie z. B. im Fall von Staphylokokken. Dennoch ist die Wirksamkeit einer empirischen Therapie als gut einzustufen, wenn der schwer infizierte Patient überlebt, damit er dann gezielt antimikrobiell behandelt werden kann. Es ist also etwas schwierig, das genau zu sehen, ganz besonders für Leute, die nicht sehr viele Leukopeniker behandeln, und ich glaube, daß das doch im Grunde der Kern der Diskussion ist. Denn ich glaube, für die empirische Therapie brauchen Sie eine hochaktive Kombination gegen die drei häufigsten gramnegativen Erreger *E. coli, Pseudomonas* und *Klebsiella.* Den Rest können Sie vergessen – mit dem möglichen Problem von Staphylokokken. Der Rest ist unwichtig, wenn Sie mit einer hohen bakteriziden Aktivität diese Organismen abdecken, entsprechend der Empfindlichkeit, die in Ihrem Krankenhaus vorhanden ist. Dann sind Sie ziemlich auf der sicheren Seite; es kommt natürlich vor, daß noch andere Keime vorhanden sind. Gegenwärtig gibt es keine klinischen Daten, die nachweisen, daß mit einer Monotherapie eine Abdeckung möglich ist, und ich sage das durchaus mit Selbstvertrauen, denn ich habe die Kombinationstherapie seit 10 Jahren postuliert. Doch sage ich auch, daß wir uns durchaus in manchen Fällen mit Monotherapie befassen sollten.

N. N.: Sie empfehlen eine empirische Antipilztherapie, wenn die Patienten in den ersten vier Tagen nach Beginn der antibakteriellen Therapie nicht entfiebern. Sie haben nur kleine Patientenzahlen in den beiden Gruppen, die vergleichbar waren hinsichtlich der Wirkung einer solchen Therapie. Ich bin nicht ganz sicher, daß wir eine solche Empfehlung geben sollten, bevor wir nicht mehr Patienten in diesen Gruppen untersucht haben, denn die Nebenwirkungen einer solchen Therapie sind eigentlich untragbar für solche

Patienten. Dazu wird die antibakterielle Therapie manchmal geändert. Man geht also auf eine andere Kombination über, womit man durchaus erfolgreicher sein kann.

Klastersky, Brüssel: Sie haben recht, die Daten sind nicht endgültig; sie sind eine Art Untersuchungsmethode, die nicht als Routinetherapie empfohlen wird, sondern als Versuchslösung. Ich muß jedoch sagen, daß, zumindest in unseren Händen und auch für viele andere, Amphotericin B kein größeres Problem dargestellt hat. Es ist lästig für den Patienten, aber das ist kein zu großes Problem. Wenn wir die antibakterielle Therapie nach vier Tagen ändern, nachdem sie nicht gewirkt hat und wir negative Blutkulturen haben, so ist das Problem dann auch nicht gelöst, zumindest nicht in der Mehrheit der Fälle unserer Erfahrung nach.

N. N.: Was machen Sie nun mit der antibakteriellen Therapie, wenn Sie nach vier Tagen mit Ihrer Antimykotikatherapie beginnen?

Klastersky, Brüssel: Wir machen weiter.

Register

Bei Fragen zur Produktsicherheit wenden Sie sich bitte an:
If you have any questions regarding product safety,
please contact:

Walter de Gruyter GmbH
Genthiner Straße 13
10785 Berlin
productsafety@degruyterbrill.com